第44回

救急救命士 国家試験問題

解答・解説集

JN033224

監　修

山本保博　医療法人伯鳳会東京曳舟病院病院長
日本医科大学名誉教授

解答・解説

中野公介　さいたま市立病院救急科部長兼救命救急センター所長

石井浩統　日本医科大学大学院医学研究科救急医学

冨岡譲二　社会医療法人緑泉会米盛病院副院長

近藤久禎　国立病院機構本部 DMAT 事務局次長

吉田竜介　吉田クリニック院長／元・救急救命東京研修所教授

田邉晴山　救急救命東京研修所

尾方純一　救急救命東京研修所

へるす出版

●解答・解説担当

監　　修：山本　保博

●本書利用の手引き

・午前，午後の各設問について，正答番号（太字）とその
　解説を付している。
・解説には，『改訂第10版 救急救命士標準テキスト』（へ
　るす出版刊）における参照ページも〔　〕書きで示され
　ているので，併せて参考にされたい。

はじめに

　救急救命士国家試験の受験生諸君はコロナ禍での試験が終了し，ホッと一息つき，明日から始まる救命士の将来を夢みて期待と不安の心境ではないかと思います。第44回の国家試験の合格率は86.7％で，2,999人受験して合格者は2,599人でした。

　毎回感じることですが，回数を重ねるごとに問題が難しくより細かくなってきています。不幸にして今年度試験に失敗し，来年再受験する諸君や，来年再来年に受験を考えている諸君も本書を活用することが不得意科目の見直しや自己流からの脱出の好機だと考えます。

　丸暗記だけでは解けない設問が多くなってきていることも複雑性を増しているうえに，３〜４年前から処置範囲の拡大の一環で心肺停止前のショック状態において救命のため，乳酸リンゲル液や低血糖状態に対するブドウ糖溶液投与は，救命士にとって必須な領域になってきました。

　救急救命士制度が平成３年５月に発足してから30周年を迎えましたが，一般財団法人救急振興財団は，救急救命士の資格取得に必要な専門的な教育訓練の実施を展開するだけでなく，応急手当の普及啓発の支援事業や，救急に関する調査研究なども積極的に行っている財団で，なかでも全国救急隊員シンポジウムはよく知られていると思います。

　また，今から集中して勉強しなければいけない科目に基礎医学があります。とくに生理，生化，薬物などが難しいと思うのですが，基本的なところを理解すればそれほどでもないと思っています。例えば，動物の自律神経には交感神経と副交感神経があり，前者は昼の神経でケンカをしたり，食物を横取りしたりするための，副交感神経は夜の神経で眠ったりくつろいだりするための神経です。

2021年４月吉日

医療法人伯鳳会東京曳舟病院病院長
日本医科大学名誉教授

山 本 保 博

「救急救命士国家試験」の実施要綱等についてのお問い合せは下記までお願いいたします。
〒113-0034 東京都文京区湯島3-37-4　HF 湯島ビルディング7F
一般財団法人日本救急医療財団　TEL 03(3835)1199　　03(3835)0099

● 第44回救急救命士国家試験における採点除外等の取扱いとした問題について

A問題 問65

片側の眼瞼下垂を伴う頭痛傷病者で疑う疾患はどれか。1つ選べ。
1. 片頭痛
2. 群発頭痛
3. 副鼻腔炎
4. 緊張性頭痛
5. くも膜下出血

採点上の取扱い
> 正答肢はいずれも正解とする。

理 由
> 複数の正答肢があるため。

....

A問題 問80

頻回の嘔吐でみられる電解質異常はどれか。1つ選べ。
1. 高カリウム血症
2. 低カリウム血症
3. 高クロール血症
4. 低クロール血症
5. 高カルシウム血症

採点上の取扱い
> 正答肢はいずれも正解とする。

理 由
> 複数の正答肢があるため。

....

A問題 問116

正常体温から10℃低下した場合、全身の代謝はどれくらい抑制されるか。1つ選べ。
1. 10%
2. 30%
3. 50%
4. 70%
5. 90%

採点上の取扱い
> 採点から除外とする。

理 由
> 適切な正答肢がないため。

....

<u>B問題 問13</u>

　パルスオキシメータによる血中酸素飽和度のモニター波形（別冊 No. 1）を示す。最も考えられる不整脈はどれか。1つ選べ。

1．心房細動
2．心室頻拍
3．上室性頻拍
4．上室性期外収縮
5．心室性期外収縮

採点上の取扱い

正解した受験者については採点対象に含め、不正解の受験者については採点対象から除外する。

理　由

問題としては適切であるが、図の一部に不適切な表示があったため。

◎指示があるまで開かないこと。

（令和３年３月14日　９時30分〜12時10分）

注 意 事 項

１．試験問題の数は120問で解答時間は正味２時間40分である。

２．解答方法は次のとおりである。

⑴　各問題には１から５までの５つの答えがあるので、そのうち質問に適した答えを
（例１）では１つ、（例２）では２つ選び答案用紙に記入すること。

（例１）　**101**　県庁所在地 ｜（例２）　**102**　県庁所在地はどれか。

はどれか。１つ選べ。 ｜ ２つ選べ。

　　　１．栃木市 ｜ １．仙台市

　　　２．川崎市 ｜ ２．川崎市

　　　３．広島市 ｜ ３．広島市

　　　４．倉敷市 ｜ ４．倉敷市

　　　５．別府市 ｜ ５．別府市

（例１）の正解は「３」であるから答案用紙の ③ をマークすればよい。

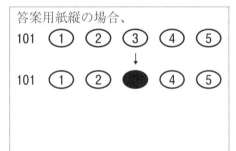

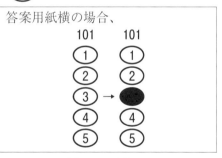

（例２）の正解は「１」と「３」であるから答案用紙の ① と ③ をマークすれ
ばよい。

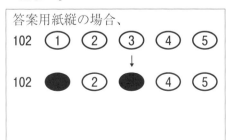

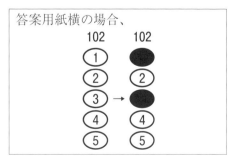

⑵　ア．（例１）の質問では２つ以上解答した場合は誤りとする。

　　イ．（例２）の質問では１つ又は３つ以上解答した場合は誤りとする。

A

1　血清中に**含まれない**血漿成分はどれか。１つ選べ。
　　1．グロブリン
　　2．グルコース
　　3．アルブミン
　　4．コレステロール
　　5．フィブリノゲン

　血液は約55％の液体成分（血漿）と約45％の有形成分（血球）よりなる。血漿中にはアルブミン，グロブリン，各種の凝固因子などの蛋白質のほか，脂質，糖質，ビタミン類，電解質などが含まれている。血液に抗凝固薬を加えずに放置すると血液は凝固して液体成分と固体成分に分離する。この液体成分を血清といい，凝固因子が消費されている点で血漿とは異なる。凝固した塊は血餅という。〔テキスト第10版 p. 143-146〕　　**5**

2　体表から脈の触知が可能な動脈はどれか。１つ選べ。
　　1．鎖骨下動脈
　　2．腕頭動脈
　　3．総腸骨動脈
　　4．膝窩動脈
　　5．前脛骨動脈

　体表から脈の触れやすい動脈は，頭部から順に浅側頭動脈，顔面動脈，総頸動脈，腋窩動脈，上腕動脈，橈骨動脈，大腿動脈，膝窩動脈，後脛骨動脈，足背動脈などがある。〔テキスト第 10 版 p. 108，p. 110：図Ⅱ-1-82〕　　**4**

3　十二指腸と空腸の境界を示す構造物はどれか。１つ選べ。
　　1．横隔膜
　　2．回盲弁
　　3．後腹膜
　　4．トライツ靱帯
　　5．ファーター乳頭

　十二指腸は右上腹部に位置し，胃の幽門から続く約25cmの腸管であり，Ｃ字型の形状を呈し，膵頭部を囲んでいる。球部，下行部，水平部，上行部の４部門に区分される。十二指腸と空腸の間にはトライツ靱帯が存在する。
　空腸と回腸は十二指腸に続く小腸である。概ね口側2/5が空腸で，残り3/5が回腸である。
　〔テキスト第10版 p. 123-124，p. 125：図Ⅱ-1-98〕　　**4**

4 腎臓について正しいのはどれか。1つ選べ。

　1．腎臓は腹腔内に位置する。

　2．腎盂は腎臓の外側に位置する。

　3．左腎は右腎より頭側に位置する。

　4．腎臓の下端に副腎が接している。

　5．腎の重量は1個当たり1kg程度である。

[解答・解説]
　腎臓は第12胸椎から第3腰椎の高さで，脊柱の両側で後腹膜腔にある。
　右腎は肝臓（右葉）の影響で左腎よりやや下方（約15mm）にある。空豆に似た形状で赤褐色調である。重量は1個当たり約120gで，だいたい握り拳くらいの大きさである。
　腎盂は腎臓の内側に位置し，腎臓の上端の前内側には副腎が接している。
　〔テキスト第10版 p.129-131〕　　　　　　3

5 成人の基礎代謝量のうち、中枢神経が消費する割合はどれか。1つ選べ。

　1．5％

　2．10％

　3．20％

　4．30％

　5．40％

　脳の活動を維持するためには多量のエネルギーを必要とし，その程度は他のいかなる臓器よりも大きい。エネルギー源の大部分はブドウ糖であり，十分な酸素とこれらを運搬する脳血流の存在下に，ブドウ糖消費によって脳の活動が維持される。
　脳の酸素消費量は3mL/100g脳/分で，これは全身の酸素消費量の約20％を占める。脳に十分な酸素とブドウ糖を供給するためには十分な脳血流が必要である。脳血流は約50mL/100g脳/分（または約750mL/分）で，全身の血流量（すなわち心拍出量）の約12.5％に相当する。〔テキスト第10版 p.89〕　　　　　　3

6 顔面の感覚を伝える脳神経はどれか。1つ選べ。

1. 滑車神経
2. 三叉神経
3. 外転神経
4. 顔面神経
5. 迷走神経

[解答・解説]

1. 滑車神経（第Ⅳ脳神経）は眼球運動を行う外眼筋を支配している。純粋な運動神経であり、上斜筋を支配し、眼球の内下方の運動を司る。

2. 三叉神経（第Ⅴ脳神経）は脳神経中最大の神経で、主に顔面の感覚を伝える。3本の大きな枝があり、第1枝（眼枝）は前額部、第2枝（上顎枝）は上顎部から上口唇、第3枝（下顎枝）は側頭部から下顎のあたりに分布し、顔面の感覚を司っている。また、三叉神経は運動神経線維もあり、咀嚼筋に分布し咀嚼や咬合に関与している。

3. 外転神経（第Ⅵ脳神経）は眼球運動を行う外眼筋を支配している。外転神経は純粋な運動神経であり、外直筋を支配している。

4. 顔面神経（第Ⅶ脳神経）は運動神経、感覚神経、自律神経の神経線維を含んでいる。運動神経は表情筋を支配している。また眼輪筋やアブミ骨に付着する筋肉を支配している。顔面神経の感覚神経は、舌の前2/3の味覚と外耳の感覚を司っている。さらに自律神経線維として涙腺や唾液腺を支配している。

5. 迷走神経（第Ⅹ脳神経）は運動神経、感覚神経、自律神経の神経線維を含んでいる。大部分は副交感神経で、多くの内臓に分布している。運動神経は喉頭・声帯を支配し、発声（反回神経）や嚥下を司る。また、喉頭蓋、耳介後部、外耳道の一部の感覚も支配している。

〔テキスト第10版 p. 84-86〕**2**

7 脊柱の構造について正しいのはどれか。1つ選べ。

1．胸椎は10個ある。

2．腰椎は前彎している。

3．椎体の内部に脊柱管がある。

4．1つの椎骨に棘突起は3本ある。

5．頭部の重心は第7頸椎よりも後方にある。

[解答・解説]

1．胸椎は12個ある。

2．脊柱の生理的彎曲は、頸部前彎，胸部後彎，腰部前彎，仙骨部後彎の4カ所である。したがって，腰椎は前彎している。

3．椎体，椎弓根，椎弓に囲まれた空洞が脊柱管で，内部を通る脊髄を保護している。

4．1つの椎骨に棘突起は1本である。

5．頭部の重心は第7頸椎よりも前方にある。

　脊椎は7個の頸椎，12個の胸椎，5個の腰椎と仙骨からなる。上位頸椎と仙骨を除きそれぞれが椎体，椎弓・椎弓根，棘突起，横突起，上下左右の関節突起で構成されている。

　椎体は主に荷重を受ける部分であり，椎弓根は椎体と椎弓をつなぐとともに上下の椎弓根が脊髄神経の出口である椎間孔を形成する。

　脊椎は，縦に走行する前縦靱帯，後縦靱帯，黄色靱帯，棘間靱帯，棘上靱帯で固定される。

　〔テキスト第10版p.153-154：図Ⅱ-1-131〕　　**2**

8 横隔神経は何番目の脊髄神経からなるか。1つ選べ。

1．第1～3頸髄

2．第3～5頸髄

3．第5～7頸髄

4．第1～3胸髄

5．第3～5胸髄

　横隔神経は第3～5頸髄からなっており，横隔膜を支配している。頸髄損傷により呼吸筋の動きが損なわれると呼吸に重大な障害が生じる。下部頸髄損傷では肋間筋が麻痺する一方で，横隔膜の運動は残るため，腹式呼吸のみの呼吸となる。〔テキスト第10版p.102-103，p.306〕**2**

9 平衡感覚に関わる構造物はどれか。1つ選べ。

   1．鼓　膜

   2．蝸　牛

   3．耳小骨

   4．三半規管

   5．蝸牛神経

[解答・解説]

　平衡感覚器は内耳にある前庭（球形嚢，卵形嚢）と三半規管からなり，各々に前庭神経が分布し，これらが静的，動的平衡感覚にかかわり，正しい姿勢を維持し，突然の動きに対して体位を保つことができる。鼓膜，蝸牛，耳小骨，蝸牛神経はいずれも聴覚器を構成する構造物である。〔テキスト第10版 p. 93-94〕

4

10 右肘関節の運動で、図（別冊 No. 1）の矢印の方向の運動はなんと呼ぶか。1つ選べ。

   1．内　転

   2．回　内

   3．内　旋

   4．内　反

   5．屈　曲

```
┌─────────────┐
│   別　冊    │
│   No. 1     │
│     図      │
└─────────────┘
```

　関節運動の方向を示す専門的な表現には，屈曲・伸展，外転・内転，外旋・内旋の6種類がある。手や足では回内・回外（内がえし・外がえし）といわれる特別な運動の表現がある。いずれも解剖学的基本体位を基準とした関節運動である。図の矢印の方向の運動は「回内」である。〔テキスト第10版 p. 63-65：図Ⅱ-1-11〕

2

11 炎症の急性期にみられる変化はどれか。1つ選べ。
　　1．血管新生
　　2．瘢痕形成
　　3．膿瘍形成
　　4．白血球の遊走
　　5．肉芽組織の増殖

　急性炎症は，持続時間の短いもので，数分～数時間～数日の経過で収まる一過性のものであり，細菌性感染や外傷などでしばしばみられる。組織学的には，毛細血管や細動脈，細静脈などの微小な血管を主な場として進行する。
　炎症は，経時的な変化の過程から急性炎症と慢性炎症に分けられるが，感染などの傷害性の刺激が作用し局所に細胞障害が生じることをきっかけに始まり，局所の循環障害→血管からの血漿成分の滲出→好中球を主体とした白血球の遊走の順に進む。
　急性炎症は，炎症の原因やその程度，炎症の生じた場所，生体の反応の状況などにより，「完全治癒」「瘢痕治癒」「膿瘍形成」「慢性炎症への移行」のような転帰をとる。
　慢性炎症では，マクロファージやリンパ球，形質細胞の浸潤，壊死組織などの除去，血管新生，肉芽組織の増殖，瘢痕形成といった過程が認められる。
〔テキスト第10版 p. 174-176〕
4

12 主に空気感染によって生じる疾患はどれか。1つ選べ。
　　1．赤　痢
　　2．水　痘
　　3．HIV感染症
　　4．ノロウイルス感染症
　　5．季節性インフルエンザ

　空気感染は，飛沫として空気中に飛散した病原体が，空気中で水分が蒸発して5μm以下の軽い微粒子（飛沫核）となって単体で長時間浮遊し，呼吸により飛沫核を吸い込むことにより感染する。空気感染は結核，麻疹，水痘が相当する。感染予防策としてN95マスクを着用して救急活動にあたる。〔テキスト第10版 p. 282-284〕
2

13　毛細血管内圧の上昇により浮腫を生じる疾患はどれか。1つ選べ。

1．心不全
2．虫刺され
3．Ⅱ度熱傷
4．低栄養状態
5．ネフローゼ症候群

[解答・解説]
　浮腫の発生には，①毛細血管内圧，②組織圧，③血漿の膠質浸透圧，④組織間液の膠質浸透圧，および⑤毛細血管の透過性，⑥リンパの流れ，などの要素が関係する。

　毛細血管内圧の上昇が原因となる浮腫として，心不全時の全身の浮腫や肺水腫，妊娠子宮による骨盤内静脈の圧迫による下肢の浮腫などがある。

　低アルブミン血症による浮腫は，アルブミン合成能が低下する肝硬変，尿からのアルブミンの喪失が著しいネフローゼ症候群，癌の末期の低栄養時などにみられる。

　毛細血管透過性はショック，低酸素，アレルギー，炎症などさまざまな機序で亢進する。

　アナフィラキシーに伴う喉頭浮腫，Ⅱ度熱傷部位にみられる水疱は，毛細血管透過性に基づく。
〔テキスト第 10 版 p.182-183〕　　　　　　　　**1**

14　「救急活動時における適正な観察の実施について」（平成30年
　6月4日総務省消防庁救急企画室長通知）による救急業務にお
　いて、傷病者が明らかに死亡している場合の一般的な判断基準
　に**含まれない**のはどれか。1つ選べ。

　　1．意識レベルが300であること。

　　2．呼吸がまったく感じられないこと。

　　3．死後硬直または、死斑が認められること。

　　4．体温が感じられず、冷感が認められること。

　　5．心電図モニターでの波形消失を確認すること。

[解答・解説]

　平成30年6月4日消防庁救急企画室長通知「救急活動時における適正な観察の実施について」において、消防庁は、「救急業務において傷病者が明らかに死亡している場合の一般的な判断基準」を示している。それによると、救急隊員が現場において明らかに死亡していると判断する場合には、以下の要件をすべて満たしていることを確認しなければならない。また、基準を複数の隊員が慎重に判断すること、心電図モニターで波形の消失を確認することも勧められている。

　（1）意識レベルがJCS300であること

　（2）呼吸がまったく感じられないこと

　（3）総頸動脈で脈拍がまったく触知できないこと

　（4）瞳孔の散大が認められ、対光反射がまったくないこと

　（5）体温が感じられず、冷感が認められること

　（6）死後硬直または、死斑が認められること

　傷病者の観察にあたっては「明らかに死亡している」という先入観をもたず、聴診器、血圧計、心電図などの観察用資器材を活用し、的確に観察しなければならない。判断に迷う場合は、オンラインメディカルコントロールを担う医師に報告し、指示・指導・助言を求める。

　明らかな死亡と判断した場合には、処置や搬送の対象から外すことができる。

〔テキスト第10版 p. 195-196〕

5

15 発症と経過とから慢性疾患に分類されるのはどれか。1つ選べ。

1．脳出血
2．膠原病
3．心筋梗塞
4．消化管穿孔
5．肺血栓塞栓症

[解答・解説]

慢性とは、緩徐に発症し、経過が長引く状態をいう。代表的な疾患は、心臓弁膜症、慢性閉塞性肺疾患、肝硬変、糖尿病、慢性腎不全、膠原病、癌などの腫瘍性病変などがあげられる。

一方、急性とは発症が急で、多くの場合初発症状も顕著で、その後の病状進行も速いことを意味する。代表的な疾患は、脳出血、肺炎など細菌性感染症、心筋梗塞、消化管穿孔、急性膵炎、腸閉塞、尿路結石、外傷・熱傷などがあげられる。

〔テキスト第10版p.166-167：表II-2-1〕　　**2**

16　精神保健福祉法における入院で、家族などの同意が必要なのはどれか。1つ選べ。

1．応急入院
2．措置入院
3．任意入院
4．医療保護入院
5．緊急措置入院

17 「平成26年版　厚生労働白書」は、「健康」について、WHO
　　憲章の定義を「健康とは、肉体的、精神的及び（　）的に完全
　　に良好な状態であり、単に疾病又は病弱の存在しないことでは
　　ない。」と和訳している。
　　　　（　）にあてはまるのはどれか。1つ選べ。
　　　　1．衛　生
　　　　2．科　学
　　　　3．経　済
　　　　4．社　会
　　　　5．地　域

[解答・解説]
　　WHO憲章では「健康」について以下のように定義している。"Health is a state of complete physical, mental and social well-being and not merely the absence of disease or infirmity."
　　『平成26年版　厚生労働白書』では、「健康」について下記のように和訳している。「健康とは，肉体的，精神的及び社会的に完全に良好な状態であり，単に疾病又は病弱の存在しないことではない。」
　　〔テキスト第10版 p. 20〕　　**4**

18 後期高齢者医療制度について正しいのはどれか。1つ選べ。
　　　　1．運営は国が行う。
　　　　2．対象は70歳以上である。
　　　　3．一部負担金は1割である。
　　　　4．財源は国が1/2負担する。
　　　　5．加入者は約3,000万人である。

　　後期高齢者医療制度は「高齢者の医療の確保に関する法律」により75歳以上の高齢者を対象とした医療制度である。以前は被用者保険と国保の二本立てであり，所得が高く医療費の低い現役世代は被用者保険に多く加入する一方，退職して所得が下がり医療費が高い高齢者になると国保に加入するといった構造的な課題があった。そのため，2008年度以降，75歳以上の高齢者医療費については社会全体で支える観点から，現役世代からの支援金と公費で約9割を賄うこととなった。支援金は，健康保険組合，協会けんぽ，共済組合，国保が負担する。この制度は「保険」という名称が付いていないが，これは後期高齢者自身が財源の1割しか負担していないことと関連する。47都道府県単位に「広域連合」という形で市区町村が参加して運営される。加入者は約1,700万人である。〔テキスト第10版 p. 42-43〕
　　3

19 人口千人当たりの病床数が最も多い国はどこか。1つ選べ。

1．日　　本
2．米　　国
3．英　　国
4．イタリア
5．フランス

［解答・解説］

医療法上，病床は，①精神病床，②感染症病床（結核を除く一類・二類感染症の患者を入院させる病床），③結核病床（結核の患者を入院させる病床），④療養病床，⑤一般病床，の5種類に分類される。救命救急センターの病床は一般病床に含まれる。

2017年時点で全国に病床は約165万床であり，わずかに減少している。うち，病院が約155万床で，診療所が約10万床である。病院の病床のうち，一般病床は約89万床（病院の全病床数の約57％）で，精神病床と療養病床が同程度の各々33万床（同21％）である。

都道府県別にみると，全病床では高知県が人口当たりでもっとも多い（人口10万対2,550床）。日本の人口当たりの病床数は，欧米先進国に比して多い。〔テキスト第10版 p.31：図Ⅰ-2-4〕　　　1

20　オンラインメディカルコントロールが必須とされる項目はどれか。1つ選べ。

　　1．病院選定

　　2．血糖測定

　　3．器具による気道異物除去

　　4．半自動式除細動器による除細動

　　5．声門上気道デバイスを用いた気道確保

[解答・解説]

　オンラインメディカルコントロールは医療機関や消防機関の通信指令室などに待機する医師が，電話や無線などにより活動中の救急救命士と直接通信を行うものである。救急救命士等は，特定行為を含む救急救命処置や医療機関の選定などについて口頭で指示，指導・助言を得ることになる。救急活動中の傷病者の容態変化や対応の判断に苦慮した場合についても指示，指導・助言が行われる。

　乳酸リンゲル液を用いた静脈路確保のための輸液，食道閉鎖式エアウエイ，ラリンゲアルマスクまたは気管内チューブによる気道確保，エピネフリン（アドリナリン）の投与，乳酸リンゲル液を用いた静脈路確保および輸液，ブドウ糖溶液の投与は，医師の具体的指示を必要とする救急救命処置（特定行為）であり，オンラインメディカルコントロールが必須である。

〔テキスト第10版 p. 230, p. 263-264〕

5

21　緊急度を評価する際に第一印象で観察するのはどれか。1つ選べ。

　　1．血圧測定

　　2．瞳孔観察

　　3．顔貌観察

　　4．呼吸数測定

　　5．聴診器による呼吸音の聴取

　緊急度・重症度は，発症経過，観察所見（生理学的・解剖学的評価の異常，症状），傷病者因子・属性〔（年齢，予備能，既往疾患，発症前のADL（日常生活動作）など〕によって総合的に判断する。現場活動では状況評価の後，傷病者の初期評価に移る。

　初期評価は生命危機が切迫している状態か否かを生理学的に判断する観察である。まずは外見を観察し，傷病者の顔色や顔貌，体位，四肢の変形，外出血，嘔吐痕など視認できる範囲で観察する。その後，気道開通状態の確認，呼吸，脈拍，血圧，意識などを観察していく。

〔テキスト第10版 p. 246-248, p. 328〕

3

22　救急隊員に対するストレス対応として行われるデフュージン
　　グについて正しいのはどれか。1つ選べ。

　　　1．活動隊員をねぎらう。
　　　2．活動の2～3日後に行う。
　　　3．客観的に活動内容を批判する。
　　　4．現場に出場していない救急隊員を交える。
　　　5．ストレス発生の原因となった責任を追及する。

[解答・解説]

　災害に対応した組織は，部隊ミーティングや精神科医・心理カウンセラーなどのメンタルヘルスの専門家による対応によって隊員のストレスを軽減させることを目的に，デフュージングや心理的デブリーフィングを導入している。

　デフュージング（一次ミーティング）は，自由な会話によって短時間にストレスの発散や軽減を図ることを目的とし，災害現場から帰署途上や帰署後または発生から短時間のうちに，少人数（少人数の部隊ごと）で実施する。部隊の隊長が司会者となり，会話内容をほかに漏らさないことを確認し，災害現場活動の事実確認を行い，その内容を全員で共有し，活動のねぎらい，励ましや助言を行う。この際，隊員の発言を批判したり，責任の追及をしてはならない。

　心理的デブリーフィング（二次ミーティング）は，心理・精神保健の専門家を交えて，可能であれば災害から1日ないし3日以内に行うが，時期としては事態が終息した後，自分自身の考えを少し整理できたころが最適と考えられている。

　参加メンバーは，同じ災害現場に出動した，同程度の心的衝撃を受けた隊員で，時間をかけてお互いの感情を吐露することで感情を共有し，ストレスの発散，孤独感の軽減，部隊の絆を深めることが重要である。

〔テキスト第10版p.296-297〕

1

23 医療事故と医療過誤との違いを説明する要素はどれか。1つ選べ。

1. 過失の有無
2. 職種の違い
3. 転帰の違い
4. 人的被害の有無
5. 発生場所の違い

24 救急隊員が行うインフォームドコンセントについて必須であるのはどれか。1つ選べ。

1. 署名で同意を得る。
2. 家族から同意を得る。
3. 最年長の救急隊員が説明する。
4. 説明した救急隊員が処置を行う。
5. 医学的に正しいことを説明する。

25　「救急病院等を定める省令」(昭和39年厚生省令第8号)にある救急病院の要件はどれか。1つ選べ。

1．救急科専門医が常時診療に従事している。

2．救急科専門医が常勤医師として勤務している。

3．救急医療について相当の知識及び経験を有する医師が病院管理者である。

4．救急医療について相当の知識及び経験を有する医師が常時診療に従事している。

5．救急医療について相当の知識及び経験を有する医師が常勤医師として勤務している。

〔解答・解説〕

　消防法による救急業務の法制化を受けて「救急病院等を定める省令」(厚生省令1964年)により、救急隊によって搬送される傷病者を受け入れる医療機関が定められた。その基準は以下のとおりである。

一　救急医療について相当の知識及び経験を有する医師が常時診療に従事していること。

二　エックス線装置、心電計、輸血及び輸液のための設備その他救急医療を行うために必要な施設及び設備を有すること。

三　救急隊による傷病者の搬送に容易な場所に所在し、かつ、傷病者の搬入に適した構造設備を有すること。

四　救急医療を要する傷病者のための専用病床又は当該傷病者のために優先的に使用される病床を有すること。

〔テキスト第10版 p. 225〕　**4**

26　災害初動時に最先着救急隊が消防本部に報告する**必要がない**情報はどれか。1つ選べ。

　　1．隊　名
　　2．傷病者の氏名
　　3．正確な発災場所
　　4．発災場所までの道のり
　　5．生じうる二次災害の可能性

〔解答・解説〕
　消防に限らず最先着隊の活動はきわめて重要である。最先着隊に求められる最優先活動は，災害発生（もしくは発生の危険性）を認識し，災害モード（多数傷病者対応）の採用を前提としたCSCAを確立することである。
　最先着隊の隊長は，現場で暫定的に指揮を執ることを宣言し，安全確保に努めながら，短時間で隊員に現場情報を集めさせる。情報を評価し，消防本部へ現場状況を報告し，応援を要請する。現場から迅速に報告すべき情報内容を整理したものにMETHANEがある。

M：Major incident, my call-sign or name（大事故の発生・可能性の宣言，報告者の名前）

E：Exact location〔正確な場所・住所（地図上の座標）〕

T：Type of incident（災害の種類）

H：Hazards, present or can be expected（二次災害の有無・現状と拡大の可能性）

A：Access routes（勧められる現場までのルートと退去方向）

N：Number, type and severity of casualties（被災傷病者の数，傷病の種類，重症度）

E：Emergency services, present and required（到着している緊急活動チームと今後必要な応援）

〔テキスト第10版 p. 234-237：表Ⅲ-1-5〕　　**2**

27　在宅酸素療法で使用される酸素濃縮器について正しいのはどれか。1つ選べ。

　　1．酸素濃度は100％である。

　　2．酸素流量は変更可能である。

　　3．水を電気分解して酸素を生成する。

　　4．人工呼吸器としても使用可能である。

　　5．停電時にはバッテリー駆動で3日以上作動する。

[解答・解説]
　慢性呼吸不全で比較的病状の安定している患者が在宅酸素療法（HOT）の適応になっている。原因疾患は，成人では肺気腫や慢性気管支炎などの慢性閉塞性肺疾患（COPD）や肺結核後遺症が多く，小児では神経筋疾患が多い。
　在宅酸素療法（HOT）では膜型酸素濃縮器あるいは液体酸素ボンベから，加湿器を通って鼻カニューレやマスクで傷病者へ持続的にあるいは間欠的に酸素が供給される。膜型酸素濃縮器は家庭用電源で大気中より膜を通じて空気を取り込み，最大90％濃度の酸素を供給できる。酸素供給装置に不具合が生じたときは，通常は担当業者との間でバックアップ体制が存在する。多くの酸素濃縮器にはバッテリーの搭載がない（搭載されているとしても数時間しか駆動しない）ため，停電時には酸素ボンベに切り替えて使用する。
　〔テキスト第10版 p.429-430〕　　　　　　　　2

28 椅子に座っている傷病者を立ち上がらせる際、最も効果的に
ボディメカニクスを発揮できる足の位置はどれか。図（別冊
No. 2）から1つ選べ。

1．A
2．B
3．C
4．D
5．E

```
┌─────────────────┐
│    別　冊        │
│   No. 2          │
│     図           │
└─────────────────┘
```

29　血糖測定の方法について適切なのはどれか。1つ選べ。

1．血液は強くしぼり出す。

2．アルコール消毒後は十分に乾燥させる。

3．血糖測定器は環境温度に影響を受けない。

4．再穿刺する場合は、針の交換なく穿刺する。

5．使ったアルコール綿は一般廃棄物として扱う。

［解答・解説］

1．穿刺後，血液を必要以上に強く絞り出さない。組織液など血液以外の液体が混ざることがある。

2．アルコール消毒後は十分に乾燥させる。そのとおりである。

3．環境温度が適正範囲を超えると，測定値に誤差が生じる(実際の値より低くなる)ことがある。適正温度の範囲は測定器や試薬の種類により異なるため，使用するものを確認しておく。一般に以下のような注意が必要である。

　　①低温環境下にあった測定器は，測定不可の温度マークが消えてもすぐには使用しない。

　　②測定器と試薬は同じ条件下で保存したものを使用する。

4．再穿刺する場合は，そのつど，新しい穿刺針を使用する。

5．試験紙，穿刺針，アルコール綿は，感染性廃棄物として取り扱う。

〔テキスト第10版p.341-343〕　　**2**

30 PaO$_2$値〈動脈血酸素分圧〉が90mmHg を示す時の最も近似の SpO$_2$値〈酸素飽和度〉はどれか。1つ選べ。

　　　1．95％
　　　2．85％
　　　3．75％
　　　4．65％
　　　5．55％

[解答・解説]
　物理的に血漿中に溶けている酸素分圧（PO$_2$）とヘモグロビンに結合している酸素の割合（酸素飽和度，SO$_2$）には一定の関係があり，酸素解離曲線と呼ばれる〔テキスト第10版 p.106：図Ⅱ-1-80〕。酸素解離曲線において，PO$_2$ 90mmHg を示すときのもっとも近似のSO$_2$値は96％である。

　酸素解離曲線ではPO$_2$ 60 mmHg ではSO$_2$は急激に低下し，組織への酸素運搬量は著明に減少する。パルスオキシメータでSpO$_2$が100％から90％まではゆっくり低下するが，90％以下となると一気に低下し致死的な状態に陥るのは，酸素解離曲線の特性による。
〔テキスト第10版 p.106-107〕　　　　　　　　　**1**

31 ダブルヘッド型の聴診器でベル面での聴取が適しているのはどれか。1つ選べ。

　　　1．肺雑音
　　　2．心雑音
　　　3．送気音
　　　4．腸蠕動
　　　5．下気道狭窄音

　聴診とは体内に発する音を聴き取り診断することで，聴診器を使用して心音，呼吸音，腸雑音を観察する。ダブルヘッド型の聴診器では，ベル面とダイヤフラム面の2種類を切り替え使用するようになっており，全体がプラスチックの膜で覆われたダイヤフラム面は，呼吸音など高調音の聴取に適している。一方，周囲をゴムで覆われたベル面は，心音など低調音の聴取に適している。〔テキスト第10版 p.302，p.335〕　　**2**

32 蕁麻疹について正しいのはどれか。1つ選べ。

1．数日続くものが多い。
2．最も多い原因は薬剤である。
3．掻破行為により膨疹は拡大する。
4．発赤に先行して膨疹が出現する。
5．Ⅱ型アレルギーによるものが多い。

　蕁麻疹は，皮膚局所に出没を繰り返す，発赤，痒みを伴う一過性の膨疹で，通常は数分から数時間で軽快消失する。発症機序と原因物質は多岐にわたるものの，もっとも多い原因は食物である。掻痒感から生じる掻破行為により膨疹は拡大してしまう。最初に発赤が出現してその中央部に膨疹が現れ，急速に大きさを増し，円形・楕円形，線状，地図状といった種々の形態をとる。Ⅰ型アレルギーによるものが多い。〔テキスト第10版 p. 313-314〕　　**3**

33 標準単極胸部誘導のある電極の装着部位の図（別冊 No. **3**）を別に示す。この電極はどれか。1つ選べ。

1．V_1
2．V_2
3．V_3
4．V_4
5．V_5

```
┌─────────────────┐
│    別　冊        │
│   No. 3         │
│     図          │
└─────────────────┘
```

　標準的な心電図誘導法は，双極誘導としては標準双極肢誘導（Ⅰ，Ⅱ，Ⅲ誘導），単極誘導としては標準単極肢誘導（aV_R，aV_L，aV_F誘導）および標準単極胸部誘導（V_{1-6}誘導）が用いられる。これらの6個の肢誘導および6個の胸部誘導を記録する心電図誘導法は標準12誘導法と呼ばれている。標準12誘導は各誘導の電極装着が一定部位に決められており，心筋虚血とその部位を高い精度で評価することができる。標準単極胸部誘導では，V_1：第4肋間胸骨右縁，V_2：第4肋間胸骨左縁，V_3：V_2とV_4の中間，V_4：第5肋間左鎖骨中線，V_5：V_4と同じ高さで左前腋窩線，V_6：V_4と同じ高さで左中腋窩線といった部位に装着する。〔テキスト第10版 p. 337-338〕　　**4**

34　「総務省消防庁：緊急度判定プロトコル Ver.1.1」の救急現場における緊急度識別色で**使用されない**のはどれか。1つ選べ。

　　1．赤
　　2．黄
　　3．緑
　　4．白
　　5．黒

35　バイタルサインの測定について正しいのはどれか。1つ選べ。

1．腋窩の汗を拭かずに体温を測定する。

2．脈拍の測定はモニターの心拍数で代用できる。

3．片麻痺のある傷病者の血圧測定は麻痺側で行う。

4．聴診法は触診法よりも収縮期血圧が高値となる。

5．酸素飽和度が正常値なら呼吸数測定は省いてよい。

[解答・解説]

1．腋窩が汗などで湿潤しているようであれば拭き取る。腋窩中央に体温計の先端を当てて腋窩線に対して約45°の角度で気密性をしっかりとれるように挟む。体温計が皮膚に密着するように腋窩をしっかり閉じさせる。〔テキスト第10版 p. 341〕

2．モニター画面上に表示される心拍数は、直前の10秒間程度の平均値である。期外収縮やノイズが混入した場合には、実際の心拍数とかけ離れた数値が表示されるので注意が必要である。〔同 p. 339〕

4．傷病者の状態が不安定なときや、騒音の大きな場合などで聴診法が困難な場合は触診法を行う。触診法による収縮期血圧は、聴診法よりも低く測定されることが多い。〔同 p. 337〕

5．呼吸の評価としては、呼吸数、呼吸音、呼吸様式などが指標となる。一般に30/分以上の頻呼吸、また10/分未満の呼吸数減少はさらに重篤な病態を示唆する。呼吸数の異常を認めた場合には、各種の原因疾患との関連を考慮して重症度を評価する必要がある。SpO_2値も指標として有用ではあるが、あくまで血液の酸素化の指標であり、高流量酸素を投与している状態では、換気量が不十分でも SpO_2値が維持されるため注意が必要である。〔同 p. 329, p. 333〕　　**4**

36　救急現場で娩出した直後の新生児で啼泣が認められない場合の処置で優先して行うのはどれか。1つ選べ。

　　1．保　温
　　2．口・鼻の吸引
　　3．出生時刻の確認
　　4．臍帯クリップ装着
　　5．アプガースコアの算出

［解答・解説］
　新生児への対応についての問い。啼泣が認められず，気道が十分でないと考えられるため，直ちに鼻腔や口腔内の羊水の溜まりを取り出す必要がある。ガーゼで鼻を挟むようにして羊水を取り出したり，口腔内の羊水は羊水吸引器で吸引する。電動式吸引器を使用する場合は吸引圧を下げて使用する。
　気道を確保した後に，臍帯クリップ装着，臍帯切断，保温，娩出1分後・5分後のアプガースコアを算出する。〔テキスト第10版 p. 416-418〕　**2**

37 呼吸の性状と原因の組合せで正しいのはどれか。1つ選べ。

1. 奇異呼吸—————————過換気症候群
2. 失調性呼吸————————大孔ヘルニア
3. シーソー呼吸———————気管支喘息
4. 口すぼめ呼吸——————気道異物
5. クスマウル呼吸————橋出血

[解答・解説]

1. 奇異呼吸は，多発肋骨骨折や胸骨骨折時に認める呼吸で，それらの外傷により胸壁の一部が周囲との連続性を失った結果，その部分が，吸気時に陥凹し，呼気時に突出する（フレイルチェスト）。

2. 失調性呼吸は，呼吸運動がまったく不規則な呼吸であり，脳幹障害によって呼吸中枢である延髄が高度に障害されることでみられ，生命の危機が切迫している徴候である。大後頭孔には延髄が通っており，大後頭孔ヘルニア（大孔ヘルニア）では，延髄が圧迫されるため，失調性呼吸が出現する。

3. 正常な呼吸では，胸壁と腹壁の運動は協調しており，吸気時に胸郭が広がると腹部も膨らみ，呼気時には，胸郭も腹部も縮む。シーソー呼吸は，両者の運動が協調せず，吸気時に胸部が下がって腹部が膨らみ，呼気時に胸部が上がって腹部が下がる呼吸である。舌根沈下，喉頭浮腫，気道異物などによる上気道の狭窄や閉塞で認められる。

4. 口すぼめ呼吸は末梢気道の狭窄を少しでも軽減するために。口笛を吹くようにして，少しずつ息を吐き出す呼吸である。肺気腫や気管支喘息の傷病者に特徴的である。

5. クスマウル呼吸は，中断のない持続的，規則的な深呼吸であり，糖尿病ケトアシドーシスなど高度な代謝性アシドーシスや尿毒症などの際にみられる。

〔テキスト第10版 p. 306-307, p. 475〕　　　**2**

38 酸素流量が 6 L/分で吸入酸素濃度が最も高いのはどれか。
1 つ選べ。

　　1．鼻カニューレ
　　2．フェイスマスク
　　3．ベンチュリーマスク
　　4．リザーバ付きフェイスマスク（非再呼吸型）
　　5．リザーバ付きフェイスマスク（部分再呼吸型）

[解答・解説]

1．鼻カニューレはもっとも簡便で傷病者に負担が少ない方法であるが，高い吸入酸素濃度は得られない

2．フェイスマスクは，酸素流量を調節することにより吸入酸素濃度をある程度は調節できるが，高流量で酸素投与しても隙間からマスク外に逃げてしまい，高い吸入酸素濃度が得られないため，比較的軽症から中等症程度の低酸素血症に使用することが推奨される。

3．ベンチュリーマスクは筒（ベンチュリー管）の内部をジェット流が流れる際に陰圧が生じて周囲の大気を取り込み（ベンチュリー効果），希望する酸素濃度を吸入できるように設計された酸素マスクである。ただし吸入酸素濃度を 50% 以上に上げることは難しい。

4．5．リザーバ付きフェイスマスクはフェイスマスクにリザーバとなるビニール製の袋を装着したもので，圧倒的に高い吸入酸素濃度が得られる。非再呼吸型と部分再呼吸型がある。非再呼吸型では，リザーバとマスクとの間およびマスク両側の小孔の計 3 カ所に，逆流防止を目的とした一方向弁が組み込まれており，リザーバ内には供給された酸素のみが蓄積されるため，より高濃度の酸素供給が可能で，自発呼吸の安定した重症傷病者では第一に選択される。吸気時にリザーバが虚脱しないだけの酸素流量が必要である。

　部分再呼吸型は，リザーバとマスクとの間に一方向弁が存在せず，リザーバ内には供給された酸素だけでなく傷病者の呼気の一部が入るため，非再呼吸型に比べて吸入酸素濃度が低くなる。

〔テキスト第 10 版 p. 369-371〕

39 成人に対する適切なCPRのための方策はどれか。**2つ選べ。**

1．胸骨圧迫比率50%
2．呼吸停止判断の簡略化
3．除細動直後の脈拍の確認
4．胸骨圧迫位置決定の簡略化
5．換気量を最大化する人工呼吸

[解答・解説]

1．胸骨圧迫比率は80%以上を目指し活動する。救急隊員の活動において，救急車収容後の胸骨圧迫中断時間は比較的短いことが多く，高値に維持することを達成しやすいが，車内収容までの間は，救急救命処置やストレッチャーなどでの搬送を伴い低下しやすい。

2．呼吸の有無は胸腹部の動きで判断し，迷った場合は呼吸停止と判断する。

3．電気ショック後は，脈拍の確認や音声メッセージを待つことなく直ちに胸骨圧迫を開始する。

4．胸骨圧迫の部位は，すべての傷病者において「胸骨の下半分」である。ただし，圧迫開始にあたっては一時的に「胸の真ん中」を目安としてよい。〔テキスト第10版 p. 376：図Ⅲ-2-44〕

5．過剰な換気量は，胸腔内圧を上昇させ，静脈還流を阻害し，胸骨圧迫による心拍出量を低下させるため，胸が上がることが確認できる程度とする。

〔テキスト第10版 p. 420-422〕　　　　　**2，4**

40 損傷と処置の組合せで**誤っている**のはどれか。1つ選べ。

1. 熱　傷————————水疱を破らないようにガーゼで
被覆
2. 挫　創————————創面全体をガーゼで被覆
3. 切断された指————氷水で直接冷却
4. 脱出した腸管————アルミシートで被覆
5. 穿通性胸壁損傷————三辺テーピング

[解答・解説]

1. 熱傷では創面を保護し，かつ，体温低下を防止するため滅菌されたガーゼなどで覆いテープで固定する。熱傷による水疱はできるかぎり破らないように，愛護的に処置を行う。

2. 挫創は，創傷縁から1～3cm以上離れた健常皮膚までをガーゼで覆い，テープで固定する。創傷面積が大きい場合は，創傷部に大きめのガーゼやタオルを当て，さらに三角巾やアルミシートで覆う。

3. 切断指趾を氷水に直接入れると組織が破壊されるので，切断された指趾をガーゼで被覆してビニール袋に密封し，そのビニール袋を氷水に浸す。切断指趾が凍結すると再接着不能となるので，氷には必ず水を加え，ドライアイスなどの保冷材は使用しない。また指趾を入れたビニール袋は完全に密封して水が入らないようにする。

4. 腸管などの腹腔内臓器が体表面に脱出すると，乾燥して障害をきたす可能性がある。それを防止するため被覆を行う必要があり，脱出した腸管を十分に覆う大きさの清潔なアルミシートやビニールで，脱出した腸管を覆う。さらにその上にガーゼやタオルなどでかぶせてテープで固定する。

5. 胸壁の開放性損傷は放置すると気胸が進展するので，胸腔内への空気流入防止と胸腔内貯留空気の排出を妨げないために三辺テーピングを行う。ガーゼやタオルなどで，テープを貼る部位を中心に汗や血液を拭き取る。創部を十分に覆う大きさに清潔なアルミシートやビニールを切り，開放部一辺が下方向になるように残りの三辺をテープで固定する。

〔テキスト第10版 p.404-405〕

3

41　救急救命士のビデオ硬性挿管用喉頭鏡を用いた気管挿管について正しいのはどれか。1つ選べ。

1．試行は最大3回までとする。

2．食道挿管されることはない。

3．頸髄損傷が強く疑われる例でも適応となる。

4．口腔内に液体貯留していても容易に操作できる。

5．画面で得られる視野は喉頭鏡と上下が逆となる。

　2004年7月より気管挿管が救急救命士の行う処置に加えられたが、さらに2011年8月より、ビデオ硬性挿管用喉頭鏡を用いた気管挿管も認められるようになった。それまで、気管挿管の適応外となる例とされていた、頸髄損傷が強く疑われる例、頭部後屈困難例、喉頭鏡挿入後の喉頭展開困難例が、ビデオ硬性喉頭鏡では適応外から除かれた。〔テキスト第10版 p. 358, p. 365〕　　　　　**3**

42　傷病者の年齢と心停止を判断する脈拍触知部位との組合せで正しいのはどれか。1つ選べ。

1．80歳――――橈骨動脈

2．18歳――――橈骨動脈

3．6歳――――上腕動脈

4．6か月――――上腕動脈

5．2か月――――総頸動脈

　反応のない傷病者で、呼吸がなく、脈拍が触知できない場合は心停止と判断する。脈拍の触知は総頸動脈において行うことが基本となるが、小児では総頸動脈または大腿動脈、また乳児の場合は上腕動脈において脈拍の触知を試みる。〔テキスト第10版 p. 376〕　　　　　**4**

43　ターニケットによる止血の方法について正しいのはどれか。
　　1つ選べ。

　　　1．装着後は30分毎に緩める。

　　　2．ロッドを3回転させ締める。

　　　3．出血部位の5～8センチ中枢側にバンドを巻く。

　　　4．バンドと肌の間に指先が3本以上差し込めるように締める。

　　　5．出血が持続する場合は、2本目の止血帯を末梢部位に装着する。

[解答・解説]

　ターニケットを用いた止血処置に関する教育カリキュラムおよびテキストが消防庁で策定された。使用手順は以下のように定められている。

　①出血部から5～8cm中枢側にバンドを巻く。皮膚に直接巻くのが原則だが，困難な場合には，衣服との間に固形物がないことを確認のうえ，衣服の上から装着する。

　②バンドをしっかりと引き，ベルクロ®（マジックテープ®）で固定する。バンドと肌の間に指先が3本差し込めないようにしっかりと締める。緩い場合には，もう一度締め直す。

　③出血が止まるまで巻き上げロッドを回す。

　④ロッドクリップでロックする。出血が持続する場合は，さらにバンドを強く締める。それでも出血が持続する場合には，2本目の止血帯を1本目よりさらに中枢側に並べて装着する。

　⑤巻き上げロッドとバンドをタイムストラップで固定し，装着時刻を記録する。

1．一定時間ごとに緩めることは出血量を増加させ生命予後を悪化させることから，危機が切迫している出血に対して使用した場合は2時間までは許容される。

2．ロッドは止血が得られるまで巻き上げる。

4．バンドと肌の間は指3本差し込めないくらいの強さでしっかりと締め上げる。

5．1本で止血が不十分な場合には，1本目よりさらに中枢側または上腕および大腿に別の止血帯を追加する。

〔テキスト第10版p.400-402〕　　　　　　3

44　放射線の晩発障害はどれか。1つ選べ。

1．脱　毛
2．白血病
3．口内炎
4．皮膚紅斑
5．消化管出血

　放射線による障害は，障害発生の時期により分類され，被ばく後数時間～数週間にかけて発生する急性障害と，被ばく後，長期間を経て発現する晩発障害とに分類される。

　全身が高線量（1 Gy 以上）のγ（X）線や中性子線に曝露されることで，数時間～数週間後にさまざまな臓器障害が出現するが，これは急性放射線症候群と呼ばれ，悪心や嘔吐，全身倦怠ではじまり，骨髄の造血幹細胞の障害により血球数が減少する。さらに 5 Gy 以上の吸収線量であれば，腸管の上皮細胞の脱落による下痢や下血のほか，皮膚障害や中枢神経障害などが出現する。被ばくによる急性期死亡のほとんどは急性放射線症候群による。

　晩発障害では白内障や悪性腫瘍を発症する。
〔テキスト第10版 p. 827〕　　**2**

45　頭部 MRI 検査が頭部 CT 検査より早期の診断に有用なのはどれか。1つ選べ。

1．脳出血
2．脳梗塞
3．くも膜下出血
4．急性硬膜下血腫
5．急性硬膜外血腫

　MRI 検査は，X 線の代わりに磁気を利用して画像を描出する。X 線の被ばくがないこと，単純 X 線写真や CT で画像の妨げとなる骨の影響が少ないことが利点である。鮮明な像が得られ，脳や脊髄の診断に価値があり脳梗塞でも超早期から診断可能となる。ただし，検査に10分程度の時間を要することや，検査室が強力な磁場や閉所であり，資器材の持ち込みが大幅に制限されることから，傷病者の呼吸，循環が安定していることが頭部 MRI 検査が施行できる条件となる。〔テキスト第10版 p. 213〕　　**2**

46 慢性的な高二酸化炭素血症の病態について正しいのはどれか。1つ選べ。

1. 動脈血の pH は上昇している。
2. 高濃度酸素を投与すると改善する。
3. 糖尿病ケトアシドーシスでみられる。
4. 炭酸水素イオン濃度は低下している。
5. PaO_2〈動脈血酸素分圧〉の低下が呼吸中枢を刺激している。

[解答・解説]

$PaCO_2$(動脈血二酸化炭素分圧)が異常に高い状態を高二酸化炭素血症という。一般的には $PaCO_2$ 値が 46mmHg 以上をさす(35〜45mmHg は正常)。肺胞低換気,死腔換気の増加,二酸化炭素産生の増加などが原因となる。低酸素血症と異なり,それ自体が呼吸不全における死因となることは通常ない。しかし,$PaCO_2$ の急速な上昇は,脳血管の拡張により頭蓋内圧を上昇させて頭痛や意識障害をきたす。重篤な場合は痙攣,昏睡,循環虚脱などを起こすこともある。

正常では主に $PaCO_2$ の増加が体液の pH 低下を通じて換気量を増加させているが,慢性的な高二酸化炭素血症下では体液の pH が代償的に保たれており,$PaCO_2$ の上昇ではなく,PaO_2 の低下によって換気が刺激されている。このとき高流量酸素を投与すると,換気の刺激となる低酸素血症が消失し,自発呼吸が弱まって換気量がさらに減少し CO_2 ナルコーシスを招くことがある。高二酸化炭素血症や CO_2 ナルコーシスに対しては補助換気が必要である。

動脈血の pH は低下する(選択肢1)。高濃度酸素は CO_2 ナルコーシスを招くことがある(選択肢2)。代謝性アシドーシスである糖尿病ケトアシドーシスを代償するために,$PaCO_2$ は低下する(選択肢3)。代償のため,炭酸水素イオンは上昇する(選択肢4)。

〔テキスト第10版 p. 455〕 **5**

47　左心房圧の上昇が特徴であるショックの病態はどれか。1つ選べ。

1．脊髄損傷
2．緊張性気胸
3．劇症型心筋炎
4．心タンポナーデ
5．食道静脈瘤破裂

[解答・解説]
　ショックの分類に関する問い。左心房圧の上昇は，心収縮力の低下により起こるため，心原性ショックに関連して起こる病態である
　脊髄損傷は神経原性ショックであり，血液分布異常性ショックである（選択肢1）。緊張性気胸，心タンポナーデは心外閉塞・拘束性ショックである（選択肢2，4）。心筋炎では，心収縮力が低下し心原性ショックに陥る（選択肢3）。食道静脈瘤破裂は大量出血をきたし，循環血液量減少性ショックとなる（選択肢5）。
〔テキスト第10版 p. 463-464〕

3

48　慢性心不全が急性増悪する原因はどれか。1つ選べ。

1．下　痢
2．肺　炎
3．塩分の制限
4．水分の制限
5．利尿薬の内服

　慢性心不全の増悪因子としては，①服薬コンプライアンスの欠如，②感染症（肺炎，敗血症），③過労，不眠，情動的・身体的ストレス，④塩分・水分摂取過多，⑤薬物乱用，心機能抑制作用のある薬の服用，⑥腎機能障害，⑦アルコール多飲などがあり，わが国では塩分・水分摂取制限の不徹底が多いとされる。〔テキスト第10版 p. 462〕

2

49　大量出血に対する代償反応で正しいのはどれか。1つ選べ。

1．末梢血管の拡張
2．インスリン分泌亢進
3．間質液の血管内への移動
4．バソプレシンの分泌低下
5．ナトリウムイオンの再吸収の低下

〔解答・解説〕

大量出血では，循環血液量減少性ショックに陥る。

1．身体には，血圧が低下しても交感神経系が緊張して頻脈および血管収縮により血圧を保とうとする代償反応が起こる。さらに，内分泌系によっても代償反応が起こり，血圧の低下を感知して腎臓から分泌されたレニンによって，レニン-アンギオテンシン-アルドステロン系が賦活された結果，アンギオテンシンは，その強力な血管収縮作用により全末梢血管抵抗を増加させて頻脈と血圧上昇をきたす。

2．インスリンは，血液中のブドウ糖や脂肪酸を細胞内に取り込ませる作用があり，血糖値を低下させるホルモンである。ショックの代償反応には直接的に関与しない。

3．急激な出血後には，毛細血管前括約筋の収縮と血管内容量の減少によって毛細血管内圧が低下する。そのため，毛細血管の静水圧が低下し，結果として膠質浸透圧が静水圧を上回り，間質液は血管内に移動することで，循環血液量の減少を補おうとする。

4．血圧低下や循環血液量の減少に反応して下垂体後葉からはバソプレシンの分泌が増加し，集合管における水の再吸収を促進して循環血液量の回復に働く。また，大量に分泌されれば，血管収縮が起こる。

5．ショック時には，アルドステロンとバソプレシンの分泌亢進と，腎臓における糸球体濾過圧不足の結果として，尿中に排泄されるはずの水分とナトリウムを体内に再吸収して体液量を保とうとする代償反応が起こり，尿量が減少する。

〔テキスト第10版 p.464-465〕

3

50　「総務省消防庁：令和元年版　救急・救助の現況」における一般市民が目撃した心原性心肺機能停止傷病者の統計について正しいのはどれか。1つ選べ。

1．年齢では60〜69歳が最多である。
2．全心肺機能停止傷病者数の約50％を占める。
3．1か月後の生存率は社会復帰率と同義である。
4．居合わせた市民により心肺蘇生が行われたのは約60％である。
5．居合わせた市民によりAEDで電気ショックされたのは約20％である。

51　頭蓋内圧亢進を改善させるのはどれか。1つ選べ。

1．痛み刺激
2．喉頭展開
3．陽圧換気
4．頭部回旋
5．頭部高位（セミファウラー位）

［解答・解説］

　「総務省消防庁：令和元年版救急・救助の現況」によれば，2018年中に全国で救急搬送された心肺停止傷病者は12万7,718人であり，うち一般市民が目撃した心原性心肺機能停止傷病者数は2万5,756人であった。

　過去10年を通じても年齢では80〜89歳が最多である（選択肢1）。上記によれば約20％を占める（選択肢2）。社会復帰率は，生存者のうち脳機能カテゴリー（CPC），全身機能カテゴリー（OPC）が共に1または2であった者の占める比率をいい，生存率と同義ではない（選択肢3）。市民により目撃された心原性心肺停止例のうち，居合わせた市民（バイスタンダー）によって心肺蘇生を受けたのは58.1％で，1994年の13.4％に比べて大幅に上昇した（選択肢4）。2018年中の一般市民が目撃した心原性心肺機能停止傷病者のうち，一般市民により除細動が実施された傷病者数は1,254人で，2009年と比較すると約2.2倍（約5％）となっている（選択肢5）。

〔テキスト第10版p.477-478〕

4

　相対的に頭部を高くすることで頭部からの静脈還流を促し，頭蓋内圧の亢進を緩和する。例として，セミファウラー位があり，傷病者の上半身を心臓より少し高くした体位である。手順としては，ストレッチャーの背板を15〜30°挙上させたり，毛布などを入れ上半身を挙上させる。〔テキスト第10版p.395-396〕

5

52 心肺蘇生中の血行動態について正しいのはどれか。1つ選べ。

1．正常安静時に比べて静脈圧は高い。
2．過換気にすると心拍出量は増加する。
3．外出血があっても心拍出量は変わらない。
4．脳血流は正常安静時の90％を維持できる。
5．心拍出量は正常安静時の60％程度である。

[解答・解説]
1．胸骨圧迫や人工呼吸により胸腔内圧は上昇し，胸腔内への静脈還流が妨げられるため，静脈圧は高くなる。〔テキスト第10版 p. 467, p. 484〕
2．1回換気量や換気回数が増えるほど，平均胸腔内圧が上昇する。過換気による胸腔内圧の上昇は，圧迫解除時に期待する静脈還流を妨げるため，心拍出量は減少する。〔同 p. 484〕
3．外出血があると，循環血液量が減少し，心臓への静脈還流が減るため，1回拍出量は減少し，心拍出量も減少する。〔同 p. 705〕
4．脳血流量は正常安静時の30〜40％である。〔同 p. 483〕
5．胸骨圧迫で生じる心臓からの血流量は，正常安静時の30％にすぎず，不十分な圧迫の手技，循環血液量減少などがあれば，さらに減少する。〔同 p. 483〕　**1**

53 低酸素血症の主たる原因が肺間質の障害であるのはどれか。
　1つ選べ。
　　1．気　胸
　　2．肺線維症
　　3．誤嚥性肺炎
　　4．気管支喘息
　　5．気管支拡張症

[解答・解説]
　低酸素血症の発症機序を問う問題。低酸素血症の主な発症機序には，低換気（呼吸中枢機能の低下，呼吸筋力の低下，気道狭窄，胸壁の異常），換気血流比の異常，拡散障害（肺間質の浮腫または線維化，肺胞壁の破壊，肺循環時間の短縮），その他（高山や閉鎖空間など吸入気酸素分圧の低下，高体温や代謝亢進による混合静脈血酸素飽和度の低下，先天性心疾患や肺動静脈瘻で生じる右左シャントなど）に大別できる。
　肺間質とは肺胞上皮と基底膜との間にあるスペースであり，肺胞壁の一部である。正常の肺間質はきわめて薄く，ガスが通過しやすいが，浮腫や炎症で肺間質が肥厚したり，線維化すると，ガス交換が障害される拡散障害から，低酸素血症をきたす。肺線維症では，肺間質の線維化が起こり，ガス交換が障害されてしまう拡散障害をきたし，低酸素血症に陥る。
　選択肢1，3の気胸，肺炎では，換気血流比の異常の最たるものである肺内シャント（気胸では肺胞が虚脱，肺炎では肺胞が浸出液などで満たされてしまっている）による。選択肢4の気管支喘息では，下気道狭窄による低換気から低酸素血症を発症する。選択肢5の気管支拡張症では，膿性痰が慢性的にみられる傷病者が多く，喀痰による気道狭窄・閉塞から低換気となり，低酸素血症に陥りやすい。〔テキスト第10版 p. 455-456〕　　　　**2**

54 心肺停止後蘇生され、「左手足のしびれが続いている。眠れない日もある。自転車通勤でコンビニで働いている。レジ係、掃除も何でもできる。」と答えている患者のグラスゴー・ピッツバーグ脳機能カテゴリーはどれか。1つ選べ。

1．CPC 1
2．CPC 2
3．CPC 3
4．CPC 4
5．CPC 5

[解答・解説]

　バイスタンダーによるCPRと除細動、救急隊による処置と搬送、医療機関内での診療にわたる救急医療システム全体の質を評価するために、単に生死のみでなく心肺蘇生が成功した傷病者の1カ月後の生活の質（QOL）を評価する。QOLの評価には、グラスゴー・ピッツバーグ脳機能・全身機能カテゴリーが使用されている。同カテゴリーにおける脳機能カテゴリー（CPC）は、次のように5段階に分類される。CPC 1は「機能良好：意識は清明、普通の生活ができ、労働が可能である。障害があるが軽度の構音障害、脳神経障害、不完全麻痺などの軽い神経障害あるいは精神障害まで」、CPC 2は「中等度障害：意識あり。保護された状況でパートタイムの仕事ができ、介助なしに着替え、旅行、炊事などの日常生活ができる。片麻痺、痙攣失調、構音障害、嚥下障害、記銘力障害、精神障害など」、CPC 3は「高度障害：意識あり。脳の障害により、日常生活に介助を必要とする。少なくとも認識力は低下している。高度な記銘力障害や認知症、Locked-in症候群のように目でのみ意思表示ができるなど」、CPC 4は「昏睡：昏睡、植物状態。意識レベルは低下、認識力欠如、周囲との会話や精神的交流も欠如」、CPC 5は「死亡、もしくは脳死」である。問題文中の患者は、左手足のしびれという軽い神経障害があるが、普通の生活ができ、労働も可能であることから、機能良好でCPC 1に分類される。〔テキスト第10版 p.478-479：表Ⅲ-3-11〕　　　　**1**

55　失神の随伴症候と原因の組合せで正しいのはどれか。1つ選べ。

1．嘔　吐————————神経調節性失神
2．胸　痛————————起立性低血圧
3．タール便————————急性冠症候群
4．皮膚紅潮————————肺血栓塞栓症
5．外頸静脈怒張————アナフィラキシー

［解答・解説］
　失神は，起立性低血圧，神経調節性失神，心血管性失神に大別される。
1．排便，排尿，咳嗽や嘔吐，嚥下など特定の誘因による失神は状況失神と呼ばれ神経調節性失神である。
2．胸痛は，心血管性失神を示唆する緊急度，重症度が高い症候である。
3．タール便は消化管出血に由来するため，循環血液量減少に伴う起立性低血圧による失神をきたす。
4．皮膚紅潮は，アナフィラキシーによる起立性低血圧による失神に随伴することがある。
5．外頸静脈怒張は肺血栓塞栓症でみられ，心血管性失神を示唆する随伴症候である。
〔テキスト第10版p.519-520〕　　　　　　**1**

56　緊張型頭痛で特徴的な痛みはどれか。1つ選べ。

1．頭の片側が脈打つような痛み

2．日に日に強くなってくる痛み

3．きつい帽子をかぶったような痛み

4．首の付け根から側頭部へ響く痛み

5．毎日同じ時間帯に起こる眼の奥の痛み

[解答・解説]

　頭痛はその原因によって一次性頭痛と二次性頭痛に大別される。

　一次性頭痛とは，原因として器質的疾患が見当たらないものをさし，機能性頭痛ともいう。救急搬送される頭痛例の約40%を占め，片頭痛，緊張型頭痛，群発頭痛などの種類がある。一次性頭痛はそれ自体に生命の危険はないものの，初回発作における二次性頭痛との判別，一次性頭痛の既往のある傷病者に発症したより重大な疾患による二次性頭痛が問題となる。

　一次性頭痛である，片頭痛，緊張型頭痛，群発頭痛には，好発年齢，経過，性状，部位，随伴症候，誘発因子などにそれぞれの特徴がある。緊張型頭痛では，後頭部中心，慢性的，きつい帽子をかぶったような絞扼感のある痛みを特徴としてもっている。

　片側の拍動性の痛みは片頭痛を示唆する（選択肢1）。日単位で増悪する痛みは髄膜炎，脳炎，副鼻腔炎を示唆する（選択肢2）。後頭神経痛では，末梢神経である後頭神経が傷害され，首の付け根から側頭部へ響く（選択肢4）。群発頭痛は，毎日同じ時間帯に起こり，眼の奥が痛みの部位となる（選択肢5）。

〔テキスト第10版p.492-494〕

3

57　二次性脳病変に比べて一次性脳病変に特徴的なのはどれか。
　　1つ選べ。
　　　1．症状の進行が緩徐である。
　　　2．瞳孔左右差を来しやすい。
　　　3．意識レベルが変動しやすい。
　　　4．神経局在徴候を認めにくい。
　　　5．呼吸パターンの異常を呈しにくい。

　意識障害の原因は多岐・複数の原因が関与しており，一次性脳病変と二次性脳病変に大別される。一次性脳病変とは，脳自体の病変によって意識障害を発症したもので，救急外来でみられる意識障害のおおよそ1/3から半数を占める。長時間持続する意識障害の原因としては二次性脳病変よりも頻度が高い。二次性脳病変とは，全身的な病態の影響で脳の機能不全を生じて意識障害をきたすものであり，原因は多岐にわたる。
　経過の違いは，一次性では急激である一方で二次性では緩徐（選択肢1），瞳孔異常は一次性に多く，二次性に少ない（選択肢2）。意識レベルの変動では，一次性では少なく，二次性では多く（選択肢3），神経局在徴候は一次性に多く，二次性に少ない（選択肢4）。呼吸パターンの異常は一次性の重症では多くなり，二次性では少ない（選択肢5）。
　意識障害の原因が一次性脳病変によるものか二次性脳病変によるものかを判別することは，対応のうえで重要であるが，容易でないこともある。
〔テキスト第10版p.471，p.488〕
2

58　タール便がみられるのはどれか。1つ選べ。
　　　1．胃　癌
　　　2．腸重積
　　　3．大腸憩室症
　　　4．感染性大腸炎
　　　5．潰瘍性大腸炎

　タール便は，コールタールのような黒色で悪臭を放つ軟便である。通常は小腸よりも口側から50〜100mL以上の出血があることを意味するため，胃や十二指腸からの出血をまず考える。胃からの出血では，潰瘍や癌によるものが多く，選択肢1が正解となる。選択肢2〜5は小腸から肛門側の部位にあたる。ただし，大腸からの出血でも腸内滞留時間が長いときは赤黒色ないし黒色の便となることがある。〔テキスト第10版p.535〕
1

59 小脳失調について特徴的なのはどれか。1つ選べ。

1. 声がでない。
2. 離握手ができない。
3. 眼球を上転できない。
4. 姿勢が保持できない。
5. 排尿が制御できない。

小脳は、身体の平衡と運動および姿勢の制御に関与しているため、小脳半球が障害されると、協調運動障害、測定障害（ジスメトリア）、変換運動障害（アジアドコキネーシス）、振戦（とくに企図振戦）、筋緊張の異常、構音障害が出現する。したがって、これらの一連の症状は小脳失調ともいわれ、手を思うように使えなくなったり、姿勢が保持できないために起立歩行が障害される。言語もとぎれとぎれとなる特有な構音障害を呈する。指の振戦が目的物に近づくほど著明となる「企図振戦」も認める。〔テキスト第10版 p. 81, p. 323〕　　　**4**

60 呼吸困難を来す病態で呼吸音が正常なのはどれか。1つ選べ。

1. 心不全
2. 気道異物
3. クループ
4. 気管支喘息
5. 肺血栓塞栓症

呼吸困難の分類と随伴症候を問う問題。吸気性呼吸困難では吸気性喘鳴、呼気性呼吸困難では呼気性喘鳴を伴うことが多い。心不全による肺うっ血は吸気と呼気がともに苦しい混合性呼吸困難の代表例であり、両肺野のラ音を聴取する。気道異物、クループは吸気性呼吸困難の代表例であり、吸気性喘鳴を伴う。気管支喘息発作は、呼気性呼吸困難にあたるため、呼気性喘鳴を伴う。肺血栓塞栓症は肺動脈の血栓塞栓であり、循環器系疾患にあたることから、頻脈、頻呼吸、胸痛、外頸静脈怒張などを認める。〔テキスト第10版 p. 511-513〕　　　**5**

61　腹痛を来す疾患で急性膵炎の診断を支持するのはどれか。1
　　つ選べ。
　　　1．開腹術の既往
　　　2．空腹時の痛み
　　　3．排便時の痛み
　　　4．魚介類摂食数時間後
　　　5．大量アルコール摂取

62　発熱時に低下するのはどれか。1つ選べ。
　　　1．心拍数
　　　2．呼吸数
　　　3．酸素消費量
　　　4．末梢血管抵抗
　　　5．二酸化炭素産生量

63　末梢性めまいと比べて中枢性めまいの特徴はどれか。1つ選
　　べ。
　　　1．回転性である。
　　　2．意識障害は少ない。
　　　3．頭位の影響が大きい。
　　　4．神経学的異常は少ない。
　　　5．眼振が注視で誘発される。

64 腹痛を来す疾患で若年者に比べて高齢者に多いのはどれか。
1つ選べ。

1．胆石症
2．虫垂炎
3．急性膵炎
4．大腸穿孔
5．胃アニサキス症

65 片側の眼瞼下垂を伴う頭痛傷病者で疑う疾患はどれか。1つ
選べ。

1．片頭痛
2．群発頭痛
3．副鼻腔炎
4．緊張型頭痛
5．くも膜下出血

66 傷病者を PCI〈経皮的冠インターベンション〉対応可能な医療機関に搬送すべき胸痛はどれか。1つ選べ。

1. 移動性で激烈である。
2. 帯状にピリピリする。
3. 嘔吐直後から持続する。
4. 片側呼吸音消失を伴う。
5. 左肩に放散し30分持続する。

経皮的冠動脈インターベンション（PCI）とは、心臓の冠動脈の狭窄、閉塞病変によって起こる不安定狭心症、急性心筋梗塞などの急性冠症候群（ACS）に対して、血管の内側から狭窄病変を拡張する、カテーテルを使った低侵襲的な治療法のことをいう。急性心筋梗塞の症候はテキスト第10版 p.570参照。選択肢5の左肩に放散し長時間続く胸痛は急性心筋梗塞を疑う症状である。選択肢1の移動性の激烈な胸痛は大動脈解離を、選択肢2の帯状にピリピリする痛みは帯状疱疹を、選択肢3の嘔吐直後から生じる痛みは特発性食道破裂を、選択肢4の片側呼吸音消失は気胸を疑う症状である。 **5**

67 腹痛を来す疾患で腸閉塞の原因となるのはどれか。1つ選べ。

1. 胃潰瘍
2. 急性胆嚢炎
3. 大腸憩室炎
4. 大腿ヘルニア
5. 過敏性腸症候群

腸閉塞についてはテキスト第10版 p.592の記載ならびに表Ⅲ-5-12を参照。腸管のヘルニアが嵌頓すると、腸管の虚血や壊死で腹痛が起こり、腸管閉塞もみられる。大腿ヘルニアは高齢女性に多く発生し、鼠径靱帯の下に突出する腫瘤が特徴的である。同じく高齢女性に多く発生し、嵌頓を起こすものに「閉鎖孔ヘルニア」があるが、こちらは体表からは観察できないことが多い。 **4**

68 徐脈を来しやすい意識障害の原因はどれか。1つ選べ。

1．髄膜炎
2．悪性症候群
3．カフェイン中毒
4．偶発性低体温症
5．甲状腺クリーゼ

69 てんかんの原因となるものはどれか。1つ選べ。

1．子　癇
2．肝不全
3．脳梗塞
4．熱中症
5．低カルシウム血症

［解答・解説］
　偶発性低体温症については，テキスト第10版 p. 821-823ならびに表Ⅲ-7-20〔同 p. 822〕参照。軽度の低体温では頻脈になるが，低体温が進行すると心血管系が抑制され，徐脈になる。髄膜炎や悪性症候群では高熱で頻脈になる。カフェイン中毒では交感神経興奮で，甲状腺クリーゼでは代謝亢進でやはり頻脈がみられる。　**4**

　痙攣とてんかんの関係は，テキスト第10版 p. 497-498を参照。てんかんは脳細胞の異常な興奮による症状（てんかん発作）を反復する慢性の疾患である。一方，「痙攣」はその他のさまざまな原因で起こり得る。「てんかん発作は必ず中枢神経に異常があるが，痙攣は中枢神経以外の原因でも起こり得る」と覚えておくとわかりやすい。選択肢の中で，中枢神経そのものに異常を認めるのは脳梗塞のみである。実際，脳出血や脳梗塞，頭部外傷の後遺症として，てんかん発作が起こることはしばしば経験される。　**3**

70　パルスオキシメータで全身の酸素化が正確に評価できるのはどれか。1つ選べ。

1．高山病
2．心肺停止
3．末梢循環不全
4．一酸化炭素中毒
5．メトヘモグロビン血症

71　深呼吸で増悪する胸痛を来す疾患はどれか。1つ選べ。

1．胸膜炎
2．帯状疱疹
3．急性冠症候群
4．逆流性食道炎
5．急性大動脈解離

72 心血管性失神について正しいのはどれか。1つ選べ。
 1．突然死の原因となる。
 2．排尿や排便が誘因となる。
 3．失神全体の過半数を占める。
 4．失神前に30秒程度の眼前暗黒感を伴う。
 5．循環血液量の減少があると発症しやすい。

［解答・解説］
　心血管性失神についてはテキスト第10版 p. 520-521を参照。失神全体の10〜20%を占めるにすぎないが，放置すると突然死を起こすこともある。原因としては器質的心血管疾患（心臓や大血管そのものに異常がある病気）や不整脈がある。排尿・排便で起こるのは状況失神，気分不快，悪心，冷汗，顔面蒼白，耳鳴，眼前暗黒感などの前駆症状が30秒程度続いてから意識を失うのは血管迷走神経性失神，循環血液量減少状態で起こりやすいのは起立性低血圧である。〔同 p. 519-520〕　　　**1**

73 ばち指が出現することが多い疾患はどれか。1つ選べ。
 1．自然気胸
 2．気管支喘息
 3．肺血栓塞栓症
 4．気管支拡張症
 5．急性呼吸促迫症候群

　爪の異常はテキスト第10版 p. 156参照。ばち指は爪甲が彎曲していく状態で，慢性閉塞性肺疾患（肺気腫・気管支拡張症）や肺癌など，長い経過で進行する疾患のときにみられる。自然気胸，気管支喘息，肺血栓塞栓症，急性呼吸促迫症候群などは発作的に起こる疾患で，ばち指がみられることはない。　　**4**

74 脳出血について正しいのはどれか。1つ選べ。
 1．血圧は正常であることが多い。
 2．糖尿病は発症の危険因子である。
 3．脳幹出血では散瞳が特徴的である。
 4．出血部位としては皮質下が最も多い。
 5．小脳出血では運動麻痺が特徴的である。

　脳出血についてはテキスト第10版 p. 552-554を参照。脳出血の大部分は高血圧が原因であり，それ以外には加齢や喫煙，糖尿病，動脈硬化性疾患などが危険因子となる。出血の好発部位は，被殻（約40%），視床（約30%），皮質下（約10%），小脳（約10%），脳幹（約10%）である。脳幹出血では高度の縮瞳が特徴的である。小脳出血では運動失調や悪心・嘔吐・めまいがみられることが多い。　　**2**

75 成人女性において突然の激しい下腹部痛を来すのはどれか。
　1つ選べ。

　　1．淋　病
　　2．子宮筋腫
　　3．子宮内膜症
　　4．卵巣嚢腫茎捻転
　　5．クラミジア卵管炎

76 グラフ（別冊 No. 4）はある感染症の過去10年間の流行状況
　を示している。横軸の1から始まる数字は週数を表し、縦軸は
　定点あたりの報告数である。色別にグラフの下の凡例のように
　西暦年肢を表している。

　　ある感染症はどれか。1つ選べ。

　　1．水　痘
　　2．手足口病
　　3．溶連菌感染症
　　4．ロタウイルス感染症
　　5．季節性インフルエンザ

┌─────────────────┐
│　　別　冊　　　　│
│　　No. 4　　　　　│
│　　グラフ　　　　│
└─────────────────┘

[解答・解説]
　管腔臓器や腫瘍などが捻転を起こしたり，ヘルニアが嵌頓したりして血行が途絶すると激しい腹痛が起こる。一方，アニサキス症などの特殊な感染症を除けば，感染が突然の激痛を引き起こすことはまずない。子宮筋腫や子宮内膜症も下腹部痛が起こることがあるが，痛みは慢性的であり，突然の激しい下腹部痛を起こすことはまれである。なお，妊娠可能年齢の女性が突然の激しい下腹部痛を訴える場合，異所性妊娠の破裂の可能性を念頭に置く必要がある。〔テキスト第10版 p. 603, p. 668〕　**4**

　一見難しい問題であるが，それぞれの疾患の流行時期を知っていると，回答は絞り込まれてくる。テキスト第10版に詳しくまとめたものがないので，以下に主な感染症のピークの時期を示す（年によって多少の差はある）。
　麻疹（はしか）：3～8月，風疹：3～7月上旬，水痘：12～7月，ロタウイルス感染症：3～5月，流行性耳下腺炎：3～8月，季節性インフルエンザ：1～3月，ノロウイルス感染症：11～3月，手足口病：6～8月，プール熱：7～8月，溶連菌感染症：12～7月上旬。
　問題のグラフは，11月ごろから感染者が増加し，1月がピークで3月ごろにはほぼ消失していることから，季節性インフルエンザの可能性が高いと考えられる。　**5**

77 加齢に伴う身体機能の変化について正しいのはどれか。1つ選べ。

1. 体脂肪の減少
2. 低音域の難聴
3. 尿濃縮能の低下
4. 大腸の蠕動亢進
5. 細胞内水分量の増加

78 心筋炎の原因として多いのはどれか。1つ選べ。

1. 感染症
2. 膠原病
3. 尿毒症
4. 悪性腫瘍
5. 急性冠症候群

79 アナフィラキシーに使用される自己注射用アドレナリン（エピペン®）について正しいのはどれか。1つ選べ。

1. 血圧低下を確認後に投与する。
2. 注射行為は本人以外はできない。
3. 携行する薬液をシリンジに詰め投与する。
4. 軽症への投与は重大な合併症を引き起こす。
5. アナフィラキシーと判断したら迅速に投与する。

80　頻回の嘔吐でみられる電解質異常はどれか。1つ選べ。

　　1．高カリウム血症
　　2．低カリウム血症
　　3．高クロール血症
　　4．低クロール血症
　　5．高カルシウム血症

　電解質異常についてはテキスト第10版 p. 612-613を参照。消化液にはカリウムが多く含まれているため，嘔吐や下痢などで消化液が大量に失われると低カリウム血症が起こり得る。高カリウム血症は，溶血や筋崩壊などで体内での産生が増加したり，腎不全などでカリウム排泄が低下したりすることで起こる。高カルシウム血症は，カルシウムの過剰摂取，尿中排泄の低下，骨融解の亢進（副甲状腺機能亢進症，悪性腫瘍の骨転移，多発性骨髄腫）などによって起こる。クロール濃度はナトリウムとほぼ並行しており，高ナトリウム血症では高クロール血症に，低ナトリウム血症では低クロール血症になる。嘔吐を繰り返すと，消化液の欠乏で低ナトリウム血症になることも，脱水で高ナトリウム血症になることもあり得るため，高クロール血症も低クロール血症も起こり得る。

解答不能

81　毒素型の食中毒を生じる病原微生物はどれか。1つ選べ。

　　1．サルモネラ
　　2．ウェルシュ菌
　　3．腸炎ビブリオ
　　4．ノロウイルス
　　5．カンピロバクター

　食中毒についてはテキスト第10版 p. 638-639ならびに表Ⅲ-5-33（同 p. 639）参照。毒素型の食中毒としては，黄色ブドウ球菌，ウェルシュ菌のほかに，セレウス菌，ボツリヌス菌などがある。ノロウイルス感染症，腸管出血性大腸菌は感染型である。　**2**

82 腰椎椎間板ヘルニアの特徴的な症候はどれか。1つ選べ。

1．発　熱
2．片麻痺
3．間欠性跛行
4．下肢のうっ血
5．下肢への放散痛

83 妊娠30週の正常胎児の平均体重はどれか。1つ選べ。

1．500g
2．1,000g
3．1,500g
4．2,000g
5．2,500g

84 皮膚の観察所見と病態の組合せで正しいのはどれか。1つ選べ。

1．紅　潮————————脱水症
2．浮　腫————————神経原性ショック
3．水疱形成————————浅達性Ⅱ度熱傷
4．色調不良————————アナフィラキシー
5．皮膚緊張低下————心不全

85 予防接種の普及により発症が激減した乳幼児の髄膜炎の起炎菌はどれか。1つ選べ。
　　1．大腸菌
　　2．結核菌
　　3．黄色ブドウ球菌
　　4．B群溶血性連鎖球菌
　　5．インフルエンザ桿菌b型

86 妊娠初期の女性の基礎体温表を図（別冊 No. 5）に示す。3月7日の妊娠週数はどれか。1つ選べ。
　　1．妊娠3週4日
　　2．妊娠5週4日
　　3．妊娠7週4日
　　4．妊娠9週4日
　　5．妊娠11週4日

```
別　冊
No. 5
図
```

87 マロリー・ワイス症候群について特徴的なのはどれか。1つ選べ。
　　1．嘔吐後に発症する。
　　2．激しい胸痛を伴う。
　　3．食道中部の病変である。
　　4．吐血は暗黒色を呈する。
　　5．肝硬変を基礎疾患とする。

88 十二指腸潰瘍について正しいのはどれか。1つ選べ。
　1．高齢者に多い。
　2．鮮血便を呈する。
　3．男性より女性に多い。
　4．空腹時に痛みが増強する。
　5．高齢者では強い痛みを訴える。

89 乳児突然死症候群の特徴はどれか。1つ選べ。
　1．夏季に多い。
　2．うつ伏せ寝に多い。
　3．母親が30代に多い。
　4．親が非喫煙者に多い。
　5．出生順位が早い場合に多い。

90 1型糖尿病について正しいのはどれか。1つ選べ。
　1．肥満者に多い。
　2．高齢者に多い。
　3．徐々に症状が悪化する。
　4．糖尿病患者の約25％を占める。
　5．インスリンによる治療が不可欠である。

91　肺胞低換気による呼吸不全を来すのはどれか。1つ選べ。
　　1．無気肺
　　2．肺水腫
　　3．頸髄損傷
　　4．肺線維症
　　5．肺血栓塞栓症

[解答・解説]
　肺胞低換気とは，呼吸中枢や，神経・筋などの影響により呼吸が障害され，ガス交換に必要な酸素が肺胞に届いていない状態。選択肢の中では頸髄損傷が該当する。〔テキスト第10版 p. 559：表Ⅲ-5-3〕　　　3

92　慢性に進行する中枢神経の変性疾患はどれか。1つ選べ。
　　1．脳腫瘍
　　2．髄膜炎
　　3．脳出血
　　4．パーキンソン病
　　5．糖尿病性ニューロパチー

　慢性に進行する神経変性疾患として，①パーキンソン病，②脊髄小脳変性症，③筋萎縮性側索硬化症（ALS），④アルツハイマー病があげられる。〔テキスト第10版 p. 556-567〕　　　4

93　尿管結石に特徴的な症候はどれか。1つ選べ。
　　1．頻　尿
　　2．血　尿
　　3．尿　閉
　　4．尿失禁
　　5．排尿時痛

　尿路結石症は，腎（腎杯，腎盂），尿管，膀胱，尿道に発生する結石症の総称である。約95％が上部尿路（腎杯，腎盂，尿管）に発生する。尿路結石症では背部から側腹部の激しい痛みが特徴で，血尿を伴うことも多い。〔テキスト第10版 p. 602〕　　　2

94　自殺企図が疑われる傷病者への対応について適切なのはどれか。1つ選べ。
　　1．笑顔で励ます。
　　2．複数人で話しかける。
　　3．自殺しないよう説得する。
　　4．安心させるため一人にする。
　　5．自殺企図であるのかを尋ねる。

　自殺企図が疑われる傷病者の対応として，①誠実に対応して"あなたのことを心配している"ことを告げる，②死にたいと思っているかどうか率直に尋ねる，③聞き役に徹して相手の絶望的な気持ちを傾聴する，④危ないと思ったら，まず本人の安全を確保して周囲の人の協力を得て，適切な対処をする，などがある。〔テキスト第10版 p. 679-680：表Ⅲ-5-51〕　　　5

95　アナフィラキシーについて正しいのはどれか。1つ選べ。

1．全身の血管収縮が起こる。

2．免疫グロブリンGが関与する。

3．初回のハチ刺症では発症しない。

4．食物アレルギー患者の大半にみられる。

5．抗原曝露から短時間での発症は重症となる。

96　器質性精神障害の原因となるのはどれか。1つ選べ。

1．感染症

2．気分障害

3．神経性大食症

4．急性ストレス障害

5．急性アルコール中毒

97　急性心筋梗塞発症24時間以内に発生した場合、最も危険性が高い不整脈はどれか。1つ選べ。

1．心房細動

2．洞性徐脈

3．1度房室ブロック

4．発作性上室性頻拍

5．多源性心室性不整脈

98 乳幼児揺さぶられ症候群に特徴的なのはどれか。1つ選べ。

1．皮下血腫
2．帽状腱膜下血腫
3．骨膜下血腫
4．急性硬膜外血腫
5．急性硬膜下血腫

[解答・解説]
　乳幼児揺さぶられ症候群は，乳幼児の頭部をヘッドバンギングのように激しく揺さぶったために，頭蓋内損傷をきたすものであり，よく硬膜下血腫や脊椎損傷を引き起こす。第10版救急救命士標準テキストでは詳細な説明がないが発生頻度は高い。〔テキスト第10版 p. 718-719, p. 756〕　　**5**

99 腹部外傷の傷病者の観察において、意識障害により評価が困難となる症候はどれか。1つ選べ。

1．鼓　音
2．嘔　吐
3．反跳痛
4．腹部膨満
5．グル音の減弱

　反跳痛の確認には腹部触診により，圧迫を解除した際の痛みについて確認する必要があるが，痛み刺激に対して反応がない意識障害の傷病者では観察不能である。〔テキスト第10版 p. 741-742〕　　**3**

100 右上肢全体と胸部前面とのⅡ度熱傷の場合、9の法則で熱傷面積は約何％になるか。1つ選べ。

1．9％
2．18％
3．27％
4．36％
5．45％

　右上肢全体で9％，胸部前面で9％。約18％である。9の法則は成人に適する，簡便な熱傷面積の推定法である。〔テキスト第10版 p. 764：図Ⅲ-6-60〕　　**2**

101 外傷傷病者において、一旦発生すると救命が困難となる「外傷死の三徴」に含まれるのはどれか。1つ選べ。

1．高体温
2．高血圧
3．チアノーゼ
4．血液凝固障害
5．アルカローシス

　外傷死の三徴とは，「血液凝固障害」「アシドーシス」「低体温」である。①血液凝固障害：止血機構が破綻して損傷部位からの出血を助長する，②アシドーシス：細胞の好気性代謝がすでに障害されていることを示すのみならず，血液凝固障害を悪化させる，③低体温：血液凝固障害やアシドーシスの進行を助長する。〔テキスト第10版 p. 703〕**4**

102　外傷後早期に心外閉塞・拘束性ショックを来す病態はどれか。**2つ選べ。**
1．心臓振盪
2．緊張性気胸
3．心タンポナーデ
4．フレイルチェスト
5．腹部コンパートメント症候群

103　外傷後24時間以内の死亡が**まれなのは**どれか。1つ選べ。
1．心損傷
2．肝臓破裂
3．小腸穿孔
4．大血管損傷
5．不安定型骨盤骨折

104　皮膚の連続性が保たれているが、軟部組織に損傷が生じた創傷をなんと呼ぶか。1つ選べ。
1．裂　創
2．挫　創
3．挫　傷
4．擦過傷
5．挫滅創

[解答・解説]
　心外閉塞・拘束性ショックとは，心臓への血液の流入あるいは流出の障害（閉塞）によるショックである。外傷急性期に心外閉塞・拘束性ショックをきたす原因としては，心タンポナーデと緊張性気胸があり，それぞれ心囊内圧，胸腔内圧の上昇により，心臓への静脈還流が障害されるために生じる。迅速な診断と処置を要するもっとも緊急度の高い病態である。〔テキスト第10版 p. 468，p. 706〕
2，3

　小腸穿孔は感染などを併発した場合には重症化する。他の選択肢は大出血を引き起こす病態であり，緊急性が高い。〔テキスト第10版 p. 740〕　**3**

　打撃などの外力により内部の軟部組織が損傷したもので，体表に創がない，すなわち皮膚の連続性が保たれているものである。一般に保存的治療が行われる。筋挫傷のほか，脳挫傷，肺挫傷のような臓器の損傷がある。〔テキスト第10版 p. 697〕**3**

105　顔面骨骨折の中で最も多い骨折部位はどこか。図（別冊 No.
　　6）から１つ選べ。
　　　1．A
　　　2．B
　　　3．C
　　　4．D
　　　5．E

```
┌─────────────────┐
│     別　冊      │
│    No. 6        │
│      図         │
└─────────────────┘
```

［解答・解説］
　鼻骨の骨折は比較的弱い外力
でも生じるため，顔面骨骨折の
なかでもっとも多い。〔テキスト
第10版 p. 724〕　　　　　　2

106　コンパートメント症候群にみられる症候で、発症初期に出
　　現するのはどれか。**２つ選べ。**
　　　1．蒼　白
　　　2．疼　痛
　　　3．麻　痺
　　　4．異常感覚
　　　5．脈拍消失

　筋区画内圧の上昇に伴って最
初に出現するのは末梢神経の障
害に伴う自覚症状で，初期には
「異常感覚」（長時間正座をした
ときに下肢に生じるようなビリ
ビリという感覚）や「疼痛」が
出現する。〔テキスト第 10 版
p. 750〕　　　　　　　2，4

107　骨盤骨折について正しいのはどれか。１つ選べ。
　　　1．静脈性出血ではショックの進行が早い。
　　　2．垂直剪断型の骨盤骨折は重症化しにくい。
　　　3．安定型骨盤骨折の死亡率は約50％である。
　　　4．寛骨臼骨折は重篤な機能障害を残しやすい。
　　　5．腸骨単独骨折は不安定型骨盤骨折に含まれる。

　寛骨臼の骨折は，ダッシュ
ボード外傷や墜落などで，大腿
骨頭が臼蓋に強く押しつけられ
て発生する。出血性ショックに
至ることは少ないが，強大な外
力が働いた場合に発生するた
め，大腿骨骨折のほか，重大な
臓器損傷を合併することが多
い。治癒後も股関節の重篤な機
能障害を残しやすい。〔テキスト
第10版 p. 744〕　　　　　　4

108　開放性頭部損傷とは、創を介して（　）の内側まで外界と交通のあるものをいう。（　）にあてはまる用語を 1 つ選べ。

1．頭　皮
2．頭蓋骨
3．硬　膜
4．くも膜
5．軟　膜

[解答・解説]
　創が皮膚，頭蓋骨および硬膜にまで達しており，くも膜や軟膜，脳実質が創を介して外界と交通する場合を開放性（または穿通性）頭部損傷という。〔テキスト第10版 p. 716〕　　　**3**

109　水酸化ナトリウムによる化学損傷の現場処置について、適切なのはどれか。 1 つ選べ。

1．流水洗浄
2．中和剤投与
3．損傷部の冷却
4．ブラッシング
5．アルコール消毒

　水酸化ナトリウム（苛性ソーダ）はアルカリ性物質であり，処置としては，できるだけ汚れを除去し，大量の水で洗浄する。酸・アルカリに対して中和剤の投与は原則行わない。〔テキスト第10版 p. 766-767, p. 770：表Ⅲ-6-15〕　　　**1**

110　「総務省消防庁：緊急度判定プロトコル Ver.1.1」により救急現場で緊急度が高いと判断される Ⅱ 度以上の熱傷部位はどれか。 1 つ選べ。

1．肩関節部
2．背　部
3．乳　房
4．会陰部
5．大腿部

　会陰部の熱傷は，感染制御が困難なことや，排尿・排便管理や機能とかかわることがある。選択肢の中では会陰部が妥当であるが，問題文にある「総務省消防庁：緊急度判定プロトコル」については救急救命士標準テキストには詳細な記載はない。〔テキスト第10版 p. 328, p. 762〕　　　**4**

111　重症外傷傷病者の評価と対応とについて適切なのはどれか。 1 つ選べ。

1．初期評価は60秒程度で行う。
2．ヘルメットは初期評価前に取り外す。
3．緊急処置は全身観察終了後に実施する。
4．頸椎固定器具は全身観察開始前に装着する。
5．全身観察は初期評価の時間を含め 2 分以内に完了する。

　重症外傷を疑う傷病者に対しては，全身観察は初期評価を含めて，2 分以内に完了するのが原則であり，短時間のうちに重症な病態を見逃さないように観察する。〔テキスト第 10 版 p. 710-711〕　　　**5**

112　「総務省消防庁：令和元年版　救急・救助の現況」におい
て、搬送人員の最も多い外傷の事故種別はどれか。1つ選べ。
1．加　害
2．自損行為
3．労働災害
4．交通事故
5．一般負傷

[解答・解説]
　外傷の原因となった事故種別
では、一般負傷15.3%、交通事
故7.4%、次いで労働災害1.0%
と運動競技0.7%である。〔テキ
スト第10版 p.689：表Ⅲ-6-
1〕　　　　　　　　　　　5

113　高齢者の転倒による骨折で最も発生頻度の**低い**のはどれ
か。1つ選べ。
1．胸椎圧迫骨折
2．上腕骨近位端骨折
3．橈骨遠位端骨折
4．大腿骨近位部骨折
5．脛骨骨幹部骨折

　発生が高齢者層に偏る外傷と
して、大腿骨近位部骨折、橈骨
遠位端骨折、胸腰椎圧迫骨折、
中心性頸髄損傷、慢性硬膜下血
腫などがある。大腿骨近位部骨
折や橈骨遠位端骨折は、つまず
きによる転倒などによって生じ
る。いずれも背景に骨粗鬆症に
よる骨の脆弱化がある。〔テキス
ト第10版 p.758〕　　　　　5

114　胸部外傷について正しいのはどれか。1つ選べ。
1．肋骨骨折は最も頻度が低い損傷である。
2．肺胞内に血液が貯留した状態を血胸という。
3．横隔膜損傷は左横隔膜より右横隔膜に多い。
4．鈍的外力による大動脈損傷の好発部位は大動脈峡部であ
る。
5．フレイルチェストの患部は呼気時に陥没し吸気時に膨隆
する。

　鈍的外力による大動脈損傷
は、減速機序によって左鎖骨下
動脈が分枝した直下の大動脈峡
部に好発する。〔テキスト第10版
p.734〕　　　　　　　　　　4

115　気管支異物でみられうる症候はどれか。1つ選べ。
1．嗄　声
2．陥没呼吸
3．舌根沈下
4．シーソー呼吸
5．呼吸音の左右差

　下気道である気管分岐部付近
の異物では左右いずれかの気管
が閉塞し、呼吸音左右差が出る
場合がある。〔テキスト第10版
p.808-809〕　　　　　　　　5

116 正常体温から10℃低下した場合、全身の代謝はどれくらい抑制されるか。1つ選べ。

    1．10%

    2．30%

    3．50%

    4．70%

    5．90%

[解答・解説]

午後A問題　問116は，適切な正答肢がないため，採点から除外とする採点上の取扱いがとられた。

解答不能

117 中毒の症候と原因物質の組合せで正しいのはどれか。1つ選べ。

    1．縮　瞳————コカイン

    2．散　瞳————有機リン

    3．過呼吸————アスピリン

    4．アセトン臭————青　酸

    5．アーモンド臭————イソプロピルアルコール

アスピリン（アセチルサリチル酸）は総合感冒薬や解熱・鎮痛薬としてドラッグストアなどで市販されている。過量内服の中毒症状として，内服直後よりのどや胃の焼けるような痛みと嘔吐を生じる。1〜3時間後に過換気，耳鳴り，難聴，めまい，頭痛，不穏，口渇，下痢が起こる。このうち「嘔吐」「過換気」「耳鳴り」をアスピリン中毒の三徴候という。〔テキスト第10版 p. 798〕　　**3**

118 水深10mから水面へ急浮上すると、体液中に溶解していた物質が気化し、関節痛や麻痺を呈する減圧症を生じる。この物質はどれか。1つ選べ。

    1．水　素

    2．酸　素

    3．窒　素

    4．アンモニア

    5．二酸化炭素

減圧により主に血管外に生じた気泡による組織・臓器の障害を減圧症という。水圧のかかった水中から水面へ急激に浮上すると，体液中に溶解していた窒素が気化して気泡となる。血管内にも微小な窒素気泡を生じ，組織や神経を圧迫して痛みやしびれの原因となる。長時間の潜水や，頻回の潜水，水深の深い潜水で生じやすい。〔テキスト第10版 p. 835〕　　**3**

119 放射線の種類と透過性との関係で、ベータ（β）線はどれか。図（別冊 No. 7）から 1 つ選べ。

   1．A

   2．B

   3．C

   4．D

   5．E

別　冊

No. 7

図

[解答・解説]

　α線は紙 1 枚あるいは数 cm の空気層で止まるが，γ線や中性子線は透過性が強い。放射線事故や放射線災害で遭遇する放射線（X 線）のほとんどは β 線とγ線である。〔テキスト第10版 p. 824-825：図 III - 7 -15〕　**4**

120 漂白剤と酸性洗剤との混合により呼吸困難の傷病者が発生した場合、原因として考えられる気体はどれか。1 つ選べ。

   1．塩素ガス

   2．硫化水素

   3．一酸化炭素

   4．過酸化水素

   5．二酸化硫黄

　塩素系洗剤と酸性洗剤を混合すると塩素ガスを発生する。プールの消毒に使用される次亜塩素酸ナトリウムのタンクに，凝集剤で酸性のポリ塩化アルミニウムを誤って投入した場合にも発生する。塩素ガスは空気より重く，高濃度では黄緑色で，漂白剤やカルキと同じ刺激臭がある。水と反応して塩酸となるため，粘膜や気道に対する刺激と化学損傷が強い。3 〜 5 ppm 以上で粘膜刺激のため鼻炎，流涙，流涎，咳を生じる。30ppm 以上では呼吸困難となり，激しい咳，胸痛が起こる。40〜60ppm 以上では肺炎，肺水腫などの重篤な呼吸機能障害を生じる。〔テキスト第10版 p. 801〕　**1**

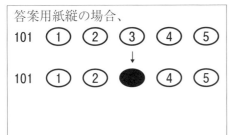
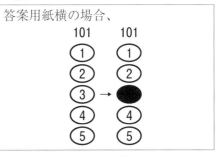
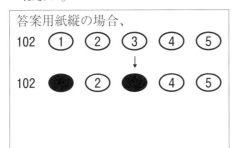
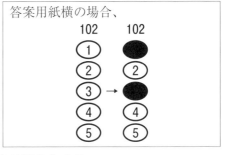

B

1 細胞内液に最も多く含まれる陽イオンはどれか。1つ選べ。

1．水素イオン
2．重炭酸イオン
3．リン酸イオン
4．カリウムイオン
5．マグネシウムイオン

2 心窩部にある臓器はどれか。1つ選べ。

1．胃
2．脾　臓
3．回　腸
4．腎　臓
5．虫　垂

3　死斑について正しいのはどれか。1つ選べ。

1．突然死では程度が弱い。
2．失血死では出現が早い。
3．仰臥位では背面側に出現する。
4．一酸化炭素中毒では暗黒色となる。
5．心停止後24時間たてば指圧によって消退する。

4　医療法上の医療提供施設に位置づけられる施設はどれか。1つ選べ。

1．養護老人ホーム
2．有料老人ホーム
3．介護老人福祉施設
4．介護老人保健施設
5．サービス付き高齢者向け住宅

[解答・解説]

　死斑〔テキスト第10版 p.195〕とは，心停止後，循環停止した血液が重力の関係で低い所に溜まり，その部位の皮膚が濃紫色に変色するものである。死後2時間すると顕在化し，18時間くらいは指圧で消退する。それ以降は固定化して消退しなくなる〔同 p.195：写真Ⅱ-2-10〕。死斑出現は突然死で早く現れるが，失血死では血液が少ないため出現は遅れ，その程度も弱い。一酸化炭素中毒では産生されるCO-Hbが鮮紅色のため，皮膚色は明るく出ることが多い〔同 p.800〕。　　**3**

　介護保険の下でサービスを実施している三施設には，①介護老人福祉施設（特別養護老人ホーム），②介護老人保健施設，そして③介護療養型医療施設がある〔テキスト第10版 p.49-50〕。すべてにわたり介護，看護，また医学管理が必要とされるものの，医療法上の位置づけとしては②のみが「医療提供施設」に分類され，①は居宅，③が病床という括りとなっている〔同 p.50：表Ⅰ-2-16〕。また同 p.31に医療法上の医療提供施設に病院，診療所，介護老人保健施設，介護医療院，調剤薬局などとの記載がある。　　**4**

5 START 法による一次トリアージで用いる評価の指標はどれか。1つ選べ。

　1．要配慮者
　2．受傷機転
　3．自覚症状
　4．生理学的徴候
　5．解剖学的所見

START 法は災害時において多数傷病者の緊急度・重症度を簡便迅速に評価し、トリアージタグを傷病者に装着する根拠となるものである〔テキスト第10版 p. 237-238：図Ⅲ-1-10〕。歩行の可否、自発呼吸の有無、呼吸数の多寡、橈骨動脈触知の有無などの生理学的所見で迅速に色分けを行う。本法は地区医師会など民間各種団体でも広く普及しておりスタンダードになっている。START 法については頻出。　　　　　**4**

6 DNAR の生前意思表示が確認された場合、中断を考慮する救急隊の行為はどれか。1つ選べ。

　1．止　血
　2．保　温
　3．胸骨圧迫
　4．酸素投与
　5．体位管理

DNAR とは「do not attempt resuscitation」の略であり、「蘇生を試みないこと」である〔テキスト第10版 p. 258〕。蘇生術を行わないということは傷病者は心肺停止の状態であることが条件であり、選択肢3の胸骨圧迫以外の選択肢は心肺停止ではないときに施行される処置である。DNAR 指示は心肺停止時にのみ効力を発揮することと理解する。　　　　　**3**

7 ハインリッヒの法則において、1件の重大な事故の背景にあると考えられているのはどれか。1つ選べ。

　1．1件の軽微な事故
　2．30件の障害のない事故
　3．100件の軽微な事故
　4．300件の障害のない事故
　5．3,000件の障害のない事故

ハインリッヒの法則〔テキスト第10版 p. 277、同 p. 278：図Ⅲ-1-19〕とは、労働災害約5,000件の解析で、1件の重大な事故の裏には29件の軽い障害のある事故、そして300件の障害のない事故（ヒヤリハット事例）が根底に存在すると指摘したものである。そしてこの重大な事故を未然に防ぐには、300件の障害のない事例を徹底分析し防止策を講じ、事前に準備しておくことが重要であるとされている。　　　　　**4**

8　気管挿管時に喉頭鏡のブレードの先端が位置する適切な部位はどれか。1つ選べ。

1．声　門
2．舌　根
3．口蓋垂
4．咽頭後壁
5．喉頭蓋谷

9　標準プロトコールに沿って救急救命士が行う血糖測定について正しいのはどれか。1つ選べ。

1．再測定は自らの判断で行う。
2．対象年齢は15歳以上である。
3．JCS20は血糖測定の適応になる。
4．医師の具体的指示により実施する。
5．くも膜下出血が疑われても適応になる。

10　気管挿管を実施した心肺蘇生中の傷病者において、カプノ
　　メータで評価できる情報はどれか。1つ選べ。

　　　1．酸素化
　　　2．心拍数
　　　3．片肺換気
　　　4．胸骨圧迫時の手の位置
　　　5．心拍再開のタイミング

[解答・解説]

　カプノメータは呼気中の二酸化炭素分圧を連続的に測定するものである。食道挿管の場合は二酸化炭素が検出できないので誤挿管の判断となるが，片肺挿管であるかどうかは判断できない〔テキスト第10版 p. 334：図Ⅲ-2-20〕。心拍出量も反映するため胸骨圧迫効果も評価できるが，圧迫の手の位置の評価にはならない。また酸素化をみるのはパルスオキシメータであり，過去には心拍再開を判断するためパルスオキシメータをCPR中に装着していた消防本部もあったが，心拍再開直後，指尖は末梢循環不全の状態なのでパルスオキシメータは不適当である。この場合，カプノメータであれば心拍再開直後に高値を示すため有用となる。〔同 p. 332-334〕　　　　**5**

11　打診で観察するのはどれか。1つ選べ。
　　　1．轢　音
　　　2．鼓　音
　　　3．心雑音
　　　4．腸雑音
　　　5．肺雑音

　打診とは，叩いた部位の空気の含有量が多い状態か水分が多い状態かを判断するものである。原理としては太鼓の中身はすべて空気であり打音は響いた音（鼓音）になるが，中に水を満たしていくとしだいに叩いた音は重く濁った音（濁音）になる。したがって空気が多い気胸やイレウスでは鼓音に，液体成分が大量である状態の腹水や腹腔内出血では濁音となる。選択肢1は触診で，また3～5は聴診で得られる所見である。〔テキスト第10版 p. 303〕　　　　**2**

12　救急隊が行う一次救命処置で成人と乳児とで同じなのはどれ
か。1つ選べ。

1．胸骨圧迫の深さ
2．脈拍の触知部位
3．胸骨圧迫のテンポ
4．AED 作動時のエネルギー量
5．胸骨圧迫と人工呼吸との比率

13　パルスオキシメータによる血中酸素飽和度のモニター波形
（別冊 No.1）を示す。最も考えられる不整脈はどれか。1つ選
べ。

1．心房細動
2．心室頻拍
3．上室性頻拍
4．上室性期外収縮
5．心室性期外収縮

```
別　冊
No. 1
モニター波形
```

14 救急救命士による心停止傷病者へのアドレナリン投与について適切なのはどれか。1つ選べ。

1．15歳未満では0.5mgを投与する。
2．投与前に橈骨動脈の拍動を確認する。
3．投与後に輸液路確保の上肢を拳上する。
4．アドレナリン投与中は胸骨圧迫を中断する。
5．静脈路が確保できなければ筋肉内に投与する。

15 意識のない気道異物の傷病者に対してまず行うのはどれか。1つ選べ。

1．胸骨圧迫
2．背部叩打法
3．腹部突き上げ法
4．経鼻エアウエイ挿入
5．声門上気道デバイスの挿入

16 在宅酸素療法継続中でバイタルサインが安定している傷病者に対して酸素投与の目標となる SpO_2 値はどれか。1つ選べ。

1. 80%
2. 85%
3. 90%
4. 95%
5. 100%

慢性閉塞性肺疾患（COPD）や肺結核後遺症などの慢性呼吸不全で在宅酸素療法を行っている場合であるが，高濃度の酸素を投与すると血中二酸化炭素分圧の上昇から呼吸抑制〜呼吸停止をきたすおそれがある。そのため SpO_2 は90％程度にコントロールされていることが多い。現場出場時には原疾患増悪なのか器具不具合にて投与酸素が低下した結果なのかを判断する必要がある。バイタルサインが安定していれば SpO_2 90％を目標に酸素投与を考慮する。〔テキスト第10版 p. 429-430〕

3

17 死戦期呼吸について特徴的なのはどれか。1つ選べ。

1. 酸素化は維持される。
2. 極端な頻呼吸になる。
3. 鎖骨上窩が陥凹する。
4. 心停止の直後でみられる。
5. 有効な換気量は維持される。

死戦期呼吸とは「呼吸」とあるが，実質的に有効な酸素化や換気はない。つまり「呼吸停止」であり救急蘇生法アルゴリズムにおいては「心停止」〔テキスト第10版 p. 420〕と判断する。動きは不規則で衝動的にしゃくりあげたり，下顎を大きく開けたりする動作を呈する。しかもその動作回数は通常の呼吸回数に比べて極端に少ない。選択肢3の「鎖骨上窩陥凹」は呼吸努力が必要な場合にみられる所見であり，国家試験的には慢性閉塞性肺疾患〔同 p. 562〕や，また異物による気道閉塞〔同 p. 808〕などを指すキーワードとなる。死戦期呼吸は呼吸補助開始の適応であるが，心停止前後にみられるため当初，総頸動脈を万が一触知していたとしてもすぐ触知しなくなる。そのためほぼ胸骨圧迫開始も必要となる。ちなみに市民が行うBLS〔テキスト第9版 p. 314：図Ⅲ-1-18〕では，死戦期呼吸は心停止とみなし直ちに胸骨圧迫を開始するとされている。〔テキスト第10版 p. 306，p. 376，p. 480〕 **4**

18 標準プロトコールに基づいて低血糖を来した傷病者に救急救命士が投与するブドウ糖溶液の濃度はどれか。1つ選べ。

　　1．5％
　　2．10％
　　3．20％
　　4．40％
　　5．50％

[解答・解説]

　高度低血糖を疑われる場合のブドウ糖溶液投与については，テキスト第10版 p.392-394のとおり「50％ 20mL のプレフィルドシリンジを用いる」とある。しかし同時に，都道府県や地域メディカルコントロール協議会によっては20％溶液も容認されているという記載もある。設問は「標準プロトコールに基づいた溶液濃度は？」とあるが，図Ⅲ-2-59〔同 p.393〕の標準プロトコールには溶液の濃度の記載はない。選択肢3が20％であり解答に迷うが，とりあえず本文のプロトコール解説文には50％とあるので答えは5とせざるを得ない。

　　　　　　　　　　　　　5

19 救急救命士による処置が可能な心肺停止の原因はどれか。1つ選べ。

　　1．脳ヘルニア
　　2．緊張性気胸
　　3．心室性不整脈
　　4．高カリウム血症
　　5．心タンポナーデ

　出題者の意図は，おそらく心肺停止の原因として代表的なものを知っているかどうか〔テキスト第10版 p.482：表Ⅲ-3-12〕，また心拍を再開させるために現場で原因を改善させられるかどうかの判断を問うているのであろう。脳ヘルニアについては，脳圧降下を目的とした過換気にての対応も考慮されるが，ヘルニアが完成していたなら末期的であり効果は望めない。緊張性気胸は陽圧胸腔内の脱気を，そして心タンポナーデでも心囊内液体を除去する必要があり，また高カリウム血症もカリウムを迅速に下げる必要がある。選択肢3の心室性不整脈は，おそらく心室細動／無脈性心室頻拍のことを指しており，これは除細動の適応であるということを答えさせるものであろう。〔同 p.482〕

　　　　　　　3，または解答不能

20　急性頭蓋内圧亢進に特徴的な症候はどれか。1つ選べ。

　　1．鼻出血

　　2．体温の上昇

　　3．血圧の上昇

　　4．心拍数の上昇

　　5．眼球結膜の充血

［解答・解説］

　脳は硬い頭蓋骨で覆われた閉鎖空間である。何らかの原因で頭蓋内容物の容積が増えると容易に頭蓋内圧は上昇し，脳組織は損傷されて致命的になる。慢性硬膜下血腫や脳腫瘍など緩徐な頭蓋内圧亢進もあるが，設問の急性の場合では，進行する意識障害に加えて，収縮期血圧上昇と徐脈が特徴的である（クッシング徴候）。本設問は頭蓋内圧亢進の症状を急性，慢性に分けて，そして致命的となりやすい急性頭蓋内圧亢進の徴候を把握していることがポイントである。〔テキスト第10版 p. 471-472〕　　　　　　　　　**3**

21　アナフィラキシーに特徴的な症候はどれか。1つ選べ。

　　1．発　熱

　　2．徐呼吸

　　3．運動麻痺

　　4．顔面蒼白

　　5．皮膚の掻痒

　アナフィラキシー〔テキスト第10版 p. 619-621〕は，重症となればショック状態から致命的になり得る。重篤例ほど抗原曝露後短時間に症状が発現し，30～60分以内発症のものは急激に重篤化する可能性もある。新型コロナワクチン接種会場で接種後30分間程度会場にて経過観察する根拠はここにある。また症状は皮膚紅潮と蕁麻疹様皮疹と瘙痒感などがあり，重篤化する可能性があるものとしては血圧低下や頻脈が，そして呼吸器症状として咽頭違和感から喘鳴，呼吸困難などが起こる。アナフィラキシーの既往歴のある者ではエピペン®を保有している場合もあるが，2009年より救急救命士がアナフィラキシーの出現した傷病者に傷病者の保有しているエピペン®を使用することが可能となった〔同 p. 219〕。新型コロナワクチン接種会場ではアドレナリンの準備が考慮される。　　**5**

22　背部痛を訴える傷病者にみられる症候で緊急度が高いのはどれか。1つ選べ。

　　1．運動時痛

　　2．足趾のしびれ

　　3．下肢への放散痛

　　4．安静時における改善

　　5．前胸部痛からの移動

［解答・解説］

　症候のキーワードから病態や緊急度を推測させる設問は国家試験では頻出である。実際の現場では単一の症状のみで短絡的かつ連想ゲーム的に疾患を断定することなく総合的な判断が必要である。本設問は背部痛に伴うキーワードであるが，足趾のしびれは脊柱管狭窄症などを，また下肢への放散痛は腰椎椎間板ヘルニアなどを類推させることが多い〔テキスト第10版p. 624-625〕。また運動時痛や逆に安静時における症状改善は筋肉や関節などの運動器の疾患を考慮する〔同 p. 622-623〕。選択肢5の「前胸部から背部に移動する疼痛」とは急性大動脈解離のときのキーワードである。〔同 p. 582-583〕

5

23　全身痙攣発作の症候で緊急度が高いのはどれか。1つ選べ。

　　1．失　禁

　　2．5分以上の持続

　　3．視覚異常の先行

　　4．発作後の頭重感

　　5．痙攣中の短時間の呼吸停止

　全身痙攣発作では，意識は消失し血圧上昇，頻脈，瞳孔は散大し，しばしば失禁，嘔吐，咬舌を呈する。また視覚異常や心窩部不快感などの前兆が痙攣発作に先行してみられることがあり，発作終了後にはしばらく睡眠状態になる。また意識回復後に頭痛や頭重感，一過性の片麻痺や単麻痺をみることもある（トッド麻痺）。全身痙攣中は呼吸筋も不随意に収縮したままになるため呼吸は停止するが，通常，痙攣は2分以内に終息するため長引かなければ状態観察でもよい。しかし5分以上の痙攣持続，または2回以上の発作の間に意識が回復しないものは痙攣重積発作として緊急性が高いものと判断する。〔テキスト第10版 p. 498-501〕

2

24　小児の急性喉頭蓋炎について正しいのはどれか。1つ選べ。

1．犬吠様咳嗽が起こる。

2．ウイルスが原因である。

3．高熱が出ることはまれである。

4．緊急対応を要することはまれである。

5．吸気よりも呼気時の呼吸困難が強い。

25　四肢麻痺がみられるのはどれか。1つ選べ。

1．橋出血

2．視床出血

3．小脳出血

4．被殻出血

5．皮質下出血

［解答・解説］

「犬吠様咳嗽」などの特徴的表現を用いた問題も出題されやすい。急性喉頭蓋炎はクループと比し喉頭蓋を中心に炎症，粘膜浮腫が強く，高熱で呼吸困難も強く現れる。またクループはウイルス性であるが急性喉頭蓋炎はインフルエンザ桿菌が原因であり，時に窒息様の呼吸停止が起こり得る。病態はどちらも上気道の狭窄症状を呈するため吸気性呼吸困難であり，「吸気時の雑音（犬吠様咳嗽）」「吸気の延長」を特徴とする（ちなみに下気道疾患では呼気性呼吸困難，呼気時の雑音，呼気延長となりやすい）。〔テキスト第 10 版 p. 652：表Ⅲ-5-39〕　　**1**

　脳出血における麻痺の出現状態，眼球・瞳孔所見などの神経症状については頻出である。被殻出血，皮質下出血では病変と反対側の片麻痺（片側上下肢の麻痺），および瞳孔は病変側へ向く共同偏視がみられる。また視床出血でも反対側の片麻痺はみられるものの，瞳孔は下方共同偏視となる。小脳出血は通常，麻痺や瞳孔異常はみられない。脳幹には中脳，橋，延髄があるが〔テキスト第10版 p. 81-82〕，橋出血は脳幹出血であるため小さい出血であれば対側片麻痺をきたすが，大きくなれば四肢麻痺をきたす。〔同 p. 552-553：表Ⅲ-5-2〕　　**1**

26 貧血に対する代償機序による症候はどれか。1つ選べ。

1. 傾 眠
2. 耳 鳴
3. 頻 脈
4. 高血圧
5. 立ちくらみ

[解答・解説]

　貧血では，酸素運搬するヘモグロビン値の低下から各組織における低酸素症が引き起こされる。頭痛，耳鳴り，傾眠，立ちくらみが酸素不足による直接症状である。それを補い立て直そうとする反応（代償機序）による症状には，息切れ（過呼吸），頻脈（足りない酸素を心拍数増加で補う機転）などがある。慢性貧血では血圧は変動しない。〔テキスト第10版 p.618：表Ⅲ-5-27〕　　　　　　　　**3**

27 「総務省消防庁：緊急度判定プロトコル Ver.1.1」により救急現場で高リスク受傷機転と判断されるのはどれか。1つ選べ。

1. 浴室での転倒
2. 階段5段目からの転落
3. 車外に放出された車両事故
4. 歩行者同士の衝突による転倒
5. ブロック塀倒壊による下腿狭圧

　傷病者の緊急度・重症度を推測する判断基準が図Ⅲ-2-17〔テキスト第10版 p.330〕に示されている。バイタルサインなどの生理学的評価（第1段階），傷病者の観察所見（第2段階），受傷機転（受傷の手段，状況）（第3段階）を段階的にチェックすることで重症度を推測し，搬送先医療機関選定の目安とするものである。選択肢の3と5が高リスクと考えられる。重量物などによる下腿狭圧はクラッシュ症候群の発症により致命的となる可能性がある〔同 p.750-751〕。しかし設問は「受傷機転は？」と聞いているので，受傷機転を表している選択肢3が解答になる。ただし設問は「消防庁緊急度判断プロトコルVer.1.1により」とあるがテキスト内の図Ⅲ-2-17に示された「外傷の緊急度・重症度判断の例」はJPTEC協議会のものであり設問の意図に合致するものかどうかは定かではない。〔同 p.328-331〕　　　**3**

28　年齢45歳、Ⅲ度熱傷15％、Ⅱ度熱傷20％の傷病者の熱傷予後
　　指数はどれか。1つ選べ。

　　　1．10
　　　2．30
　　　3．50
　　　4．70
　　　5．90

29　外傷の活動手順の中で、状況評価に含まれるのはどれか。1
　　つ選べ。

　　　1．解剖学的評価
　　　2．緊急度の判断
　　　3．神経学的評価
　　　4．生理学的評価
　　　5．受傷機転の把握

[解答・解説]

　熱傷に関しては、9の法則や
ルンド・ブラウダーの法則など
熱傷面積推定法は必出である。
最近では熱傷面積を問うだけで
なく、熱傷面積から算定される
熱傷指数、また熱傷予後指数ま
で問われることが多い。医療機
関受け入れ連絡では熱傷面積の
情報提供は必要事項でもあり確
実に覚えておくこと。熱傷指数
は$1/2 ×$Ⅱ度熱傷面積％＋Ⅲ度
熱傷面積％であり10以上が重症
である。また熱傷予後指数は熱
傷指数に年齢を加えたものであ
るが、100以上は予後不良であ
る。設問は$1/2 × 20$％（Ⅱ度熱
傷）＋15％（Ⅲ度熱傷）＋45（年
齢）＝70となる。〔テキスト第10
版 p. 763-764：図Ⅲ-6-60〕

4

　外傷の活動手順において、事
故通報を覚知してから傷病者に
接触するまでにおける活動を
「状況評価」という。通報者から
の情報を基にして事故の状況を
推測し、現場での必要資器材、
感染予防策などを現場到着まで
に準備する。到着後は現場での
安全が確認されないかぎり傷病
者には接触しない。現場では傷
病者に対する救護活動を開始す
る前に傷病者数の推測と事故受
傷機転の全体像を把握する。選
択肢1〜4は傷病者に接触して
からの活動である。もちろん選
択肢2の緊急度の把握も同様で
はあるが、事故の情報や受傷機
転を把握した状況評価の段階で
も、ある程度緊急性の判断はな
される。しかし選択肢5の受傷
機転の判断は純粋に状況評価の
段階でのものなのでやむなく解
答は5とする。〔テキスト第10版
p. 708-714：図Ⅲ-6-18〕　**5**

30 急性中毒の傷病者を搬送する際、二次汚染に注意すべき中毒はどれか。1つ選べ。

1．硫化水素
2．エタノール
3．カフェイン
4．メタノール
5．一酸化炭素

[解答・解説]

　選択肢2～4は経口中毒であるので救助者の二次汚染はほとんど考えられない。救助者の二次汚染で考えられる状況は有毒ガスの吸入、あるいは皮膚粘膜に損傷をもたらすガスや液体の直接曝露である。硫化水素中毒は温泉噴出孔近辺における環境状況により時々屋外における中毒事故として報道される。一酸化炭素中毒事故は密閉空間における木炭などの不完全燃焼での事故が多い。救助者の二次汚染については、室内気を開放し換気さえすれば安全な環境になる一酸化炭素中毒と異なり、自然環境における有毒ガス発生は広範囲であり、より二次被害が広がる可能性がある。またテキスト第10版 p.801左段下から8～9行目にも硫化水素では「不用意な初期活動は救助者の二次被害を招く」とあるので解答は1とする。〔同 p.800-802〕　　**1**

C

1　86歳の男性。かつて弁護士であったが、認知症となり日常生活動作が低下し、半年前から会話もできなくなった。1か月前から嚥下時にむせこみがみられるようになり、本日発熱して息苦しそうになったため、妻が救急要請した。

　救急隊到着時観察所見：意識JCS10。呼吸数36/分。脈拍120/分、整。血圧110/60mmHg。SpO$_2$値78％。右肺に湿性ラ音を聴取する。妻が本人自筆の事前指示書を提示し、そこには、望まない医療処置として「人工呼吸器、人工的栄養補給、心肺蘇生術」が記載されている。

　この事前指示書に配慮した救急活動を行うことは生命倫理のどの原則に基づくものか。1つ選べ。

　　1．善行の原則

　　2．無危害の原則

　　3．自律尊重の原則

　　4．公正と正義の原則

　　5．誠実と忠誠の原則

[解答・解説]
　望まない医療処置として「人工呼吸器、人工的栄養補給、心肺蘇生術」と記載された本人自筆の事前指示書が提示されている。事前指示書は、患者の自己決定に基づいて出されたものであることを考えれば、この指示書に配慮した救急活動は、自律尊重の原則に基づくものになる。〔テキスト第10版 p. 12, p. 258〕　　**3**

2　70歳の男性。発熱と呼吸困難とを呈したため家族が救急要請した。

　救急隊到着時観察所見：意識JCS 1。呼吸数26/分。脈拍100/分。血圧140/80mmHg。SpO$_2$値88％。体温38.3℃。咳あり。救急隊は生理学的評価から緊急度が高いと判断し、救命救急センターへ搬送した。

　緊急度が高いと判断した根拠はどれか。1つ選べ。

　　1．意　識

　　2．血　圧

　　3．脈拍数

　　4．呼吸数

　　5．SpO$_2$値

　傷病者に対する生理学的評価から緊急度が高いと考えられる項目をみつけさせる基本的設問である。SpO$_2$値は90％未満であり緊急度が高い。意識レベルJCS 1は正常ではないものの、これのみで緊急度が高いとはいえない。血圧140/80mmHg、脈拍100/分、呼吸数26/分はいずれも正常値からは外れるが、SpO$_2$88％に比べ緊急度が高いといえるほどの異常ではない。〔テキスト第10版 p. 328-330〕　**5**

3　55歳の男性。胸痛を訴えたため家族が救急要請した。

　　救急隊到着時観察所見：救急隊到着直後に反応が消失した。

　意識 JCS300。呼吸は途切れ途切れで不規則。頸動脈の拍動は

　触知しない。心電図モニター波形（別冊 No. 2）を別に示す。

　　直ちに行う行為はどれか。1つ選べ。

　　1．人工呼吸

　　2．胸骨圧迫

　　3．酸素投与

　　4．電気ショック

　　5．静脈路の確保

```
別　冊
No. 2
心電図モニター波形
```

4　40歳の男性。オートバイ運転中に自動車と衝突したため、目
　撃者が救急要請した。

　　救急隊到着時観察所見：意識 JCS200。呼吸数20/分。脈拍
　40/分、整。血圧160/60mmHg。体温36.0℃。SpO$_2$値92％。瞳
　孔は右4.0mm、左2.5mm であり、対光反射は鈍い。ヘルメッ
　トを装着しておらず、前頭部に打撲痕を認める。呼吸音に左右
　差はない。腹部は平坦、軟で外傷を認めない。骨盤動揺や下肢
　変形を認めない。

　　この傷病者で最も疑われる緊急度が高い病態はどれか。1つ
　選べ。

　　1．頸髄損傷

　　2．骨盤骨折

　　3．緊張性気胸

　　4．腹腔内出血

　　5．脳ヘルニア

5 84歳の男性。施設入所中であり、食事中に肉片を喉に詰まらせ呼吸苦を訴えた。

救急隊到着時観察所見：意識 JCS2。呼吸数24/分。脈拍80/分、整。血圧170/80mmHg。体温37.2℃。SpO₂値94％。

この傷病者に生じることが予測される観察所見の中で、最も緊急度が高い症候はどれか。1つ選べ。

1．喘　鳴
2．嗄　声
3．頻呼吸
4．陥没呼吸
5．繰り返す咳嗽

[解答・解説]
　気道異物では、不完全閉塞から完全閉塞へ急速に移行する場合があり注意が必要である。陥没呼吸は吸気の際に胸骨上窩、鎖骨上窩、肋間などが陥没する呼吸をいう。気道の狭窄や閉塞を疑う徴候であり緊急性が高い。気道の閉塞か高度の狭窄により、空気を吸うことができず、胸壁の一部が引っ込む（＝陥没する）のである。

　喘鳴、嗄声、繰り返す咳嗽は、いずれも気道の狭窄により生じ得る徴候であるが、気道閉塞か高度の狭窄に至るとむしろ消失する。〔テキスト第10版 p.513〕　　**4**

6 60歳の男性。職場で突然、胸部圧迫感を訴えたため、同僚が救急要請した。

救急隊到着時観察所見：意識清明。呼吸数24/分。脈拍100/分、整。血圧100/60mmHg。SpO₂値94％。胸部の聴診で呼吸音に左右差はなく、心雑音も認めない。心電図モニター波形（別冊 No.3）を別に示す。

この疾患の随伴症候で重症度が高いと判断できるのはどれか。1つ選べ。

1．嘔　吐
2．歯　痛
3．倦怠感
4．顔面蒼白
5．上肢への放散痛

別　冊
No.3
心電図モニター波形

　胸部圧迫感があり、心電図モニターでは ST 上昇を認める（下図の矢印）。

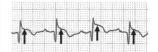

　急性心筋梗塞を疑う状況である。顔面蒼白は全身の循環不全の可能性を示唆し、重症度が高いと判断する徴候である〔テキスト第10版 p.304〕。

　嘔吐、歯痛、倦怠感、上肢への放散痛は、いずれも急性心筋梗塞に随伴する症候であるが、顔面蒼白に比べると重症度との関連は高くない。　　**4**

7 75歳の男性。肝硬変の既往がある。常用薬を服薬後に吐血を
したため、本人が救急要請した。

　救急隊到着時観察所見：意識 JCS3。呼吸数20/分。脈拍115/
分、整。血圧85/65mmHg。体温37.5℃。SpO₂値92%。左下肢
の皮膚所見（別冊 No.4）を別に示す。

　この傷病者に対する適切な対応はどれか。1つ選べ。

　1．血糖測定
　2．体表冷却
　3．補助換気
　4．自己注射用アドレナリン投与
　5．静脈路確保及び輸液の指示要請

```
┌─────────────────────┐
│      別  冊         │
│      No. 4          │
│   左下肢の皮膚所見   │
└─────────────────────┘
```

8 80歳の女性。誰かに殴られたと本人が救急要請した。

　救急隊到着時観察所見：見当識障害、妄想あり。興奮して協
力が得られず、バイタルサインは測定ができない。現場は糞便
で汚染され、異臭が漂う。汚れた着衣のまま徘徊している。

　このとき救急隊の対応として適切なのはどれか。1つ選べ。

　1．着衣の汚染を指摘する。
　2．常時アイコンタクトを保つ。
　3．救急隊3人で傷病者を囲み話す。
　4．傷病者のすぐそばに近付いて話す。
　5．分かりやすい言葉で穏やかに話す。

9 78歳の男性。自転車走行中乗用車にはねられ受傷した。顔面をアスファルトの地面に強打したのを目撃した通行人が救急要請した。

　救急隊到着時観察所見：意識 JCS 1 。呼吸数20/分。脈拍96/分、整。血圧150/80mmHg。体温36.9℃。SpO₂値96％。前額部に挫創があり、大きな皮下血腫を認める。鼻は変形し鼻孔から淡血性の液体が流出している。口唇の裂創と歯牙欠損とを認める。

　最も重症度の高い損傷を示唆するのはどれか。1つ選べ。

1．口唇裂創
2．歯牙欠損
3．鼻の変形
4．前額部皮下血腫
5．鼻孔からの淡血性流出液

10 35歳の女性。川で溺れているのを通行人が発見し救急要請した。通行人らにより救出され、バイスタンダー CPR が行われた。救急隊到着時には傷病者の心拍は再開していた。

　救急隊到着時観察所見：意識 JCS300。呼吸数12/分。脈拍50/分、整。血圧80/40mmHg。体温28.6℃（腋窩温）。SpO₂値は測定できない。瞳孔径左右とも 3 mm。心電図モニター洞調律。

　この傷病者の搬送時に最も注意すべき観察項目はどれか。1つ選べ。

1．腋窩温
2．瞳孔径
3．意識レベル
4．酸素飽和度
5．心電図モニター波形

[解答・解説]
　鼻孔からの淡血性の液体は血液と髄液が混ざった液体を示唆している。髄液鼻漏である。前頭蓋底が骨折し、頭蓋内と鼻腔がつながることで生じる。頭蓋内損傷を合併している可能性も高く、また頭蓋内感染を生じる可能性があり重症度は高い〔テキスト第10版 p. 316, p. 724-725〕。
　口唇裂創、歯牙欠損、鼻の変形、前額部皮下血腫は、頭蓋底骨折に比べ重症度は高くない。
5

　低体温状態では、高度徐脈、心房細動、心室性不整脈が生じる可能性が高くなる。心室細動も含めた心室性不整脈の発生を見逃さないために、心電図モニター波形への厳重な注意が必要となる〔テキスト第10版 p. 580, p. 813〕。
　腋窩温、瞳孔径、意識レベル、酸素飽和度も搬送中に留意すべき項目ではあるものの、心電図モニター波形に比べれば重要度は低い。
5

D

1　85歳の男性。2、3日前から自宅ベッドで寝たきりの状態となり、呼びかけに反応しなくなったため長男が救急要請した。

　　救急隊到着時観察所見：意識 JCS100。呼吸数30/分。脈拍60/分、整。血圧170/100mmHg。体温37.5℃。SpO₂値92%。顔面に打撲傷と皮下出血斑とを認める。顔面の外傷はベッドから転落したためと長男が説明したが、新旧の打撲痕が上下肢に散在し、受傷機転に不審な点がみられた。

　　この傷病者に対して優先する対応はどれか。1つ選べ。

1．警察に通報する。
2．保健所に通報する。
3．医療機関に搬送する。
4．福祉事務所に通報する。
5．消防署の責任者に判断を仰ぐ。

2　55歳の男性。めまいを訴えたのち反応がなくなったので、同僚が救急要請した。

　　救急隊到着時観察所見：意識 JCS300。自発呼吸はないが、頸動脈は触知可能である。バッグ・バルブ・マスクで換気を行うも、換気不良である。

　　この傷病者に対して行いうる特定行為はどれか。1つ選べ。

1．アドレナリンの投与
2．ブドウ糖溶液の投与
3．気管内チューブによる気道確保
4．食道閉鎖式エアウエイによる気道確保
5．乳酸リンゲル液を用いた静脈路確保および輸液

[解答・解説]

　意識障害傷病者の重症度と身体所見を判断する設問。意識レベルおよび呼吸数は緊急度・重症度判断で重症以上の所見である。救命救急センターまたは三次医療機関へ搬送する（選択肢3）。全身観察では、新旧の打撲痕が混在することから、高齢者虐待を疑う。高齢者虐待防止法では、医療機関を含む発見者が市町村へ通報するよう定めている（選択肢2、4）。救急隊員または救急救命士は署内で対応を協議するとともに、必要に応じて市町村へ通報を行う（選択肢5）。市町村長は、必要があれば警察署長へ支援を要請することができる（選択肢1）。現在、高齢者虐待の実質的な通報窓口は地域包括支援センターに設置されている場合が多い。〔テキスト第10版 p. 328-330, p. 488：表Ⅲ-4-1, 表Ⅲ-4-2, p. 661-662〕　　　　**3**

　特定行為の適応を判断する設問。意識障害を伴うめまいは中枢性めまいを疑う。傷病者は呼びかけに反応せず、自発呼吸を認めないが、頸動脈の拍動を触知する。呼吸機能停止だけで適応となる特定行為としては上気道デバイス挿入または静脈路確保がある。バッグ・バルブ・マスクで換気不良であることから、上気道デバイス挿入を選択する（選択肢4）。心機能停止ではないため、アドレナリン投与の適応はない（選択肢1）。増悪するショックではないため、静脈路確保の適応はない（選択肢5）。ブドウ糖液投与は低血糖（50mg/dL 未満）で適応となる（選択肢2）。気管挿管は心機能停止および呼吸機能停止で適応となる（選択肢3）。〔テキスト第10版 p. 263：表Ⅲ-1-14, p. 508：表Ⅲ-4-19〕　　　　**4**

3　64歳の男性。2週前から微熱が持続し全身倦怠感および咳嗽が出現したため、救急要請した。

　救急隊到着時観察所見：意識清明。呼吸数24/分。脈拍104/分。血圧116/88mmHg。体温37.5℃。SpO₂値93％。結核の既往がある。

　この傷病者に対する救急隊の対応について**適切でない**のはどれか。1つ選べ。

　　1．搬送後救急車内を消毒する。
　　2．搬送中は救急車内を換気する。
　　3．傷病者にN95マスクを装着させる。
　　4．救急隊員はN95マスクを装着する。
　　5．結核が疑われることを搬送先医療機関に告げる。

4　40歳の男性。事務所の階段を踏み外し転落し、動けなくなったと同僚が救急要請した。

　救急隊到着時観察所見：意識JCS1。呼吸数20/分。脈拍50/分。血圧90/40mmHg。腹式呼吸を認める。

　この傷病者の病態として最も可能性が高いのはどれか。1つ選べ。

　　1．頭蓋内圧亢進
　　2．心原性ショック
　　3．神経原性ショック
　　4．循環血液量減少性ショック
　　5．心外閉塞性・拘束性ショック

5 68歳の女性。左目の奥の痛みと左目が見えにくいことを自覚した。さらに眼痛の悪化と激しい頭痛が出現し、嘔吐を繰り返したため救急要請した。

救急隊到着時観察所見：意識清明。呼吸数18/分。脈拍108/分、整。血圧156/98mmHg。

この傷病者の左眼球で観察される所見を図（別冊 No. 5）に示す。疑うべき疾患はどれか。1つ選べ。

1．緑内障
2．白内障
3．網膜剥離
4．硝子体出血
5．網膜中心動脈閉塞症

```
別　冊
No. 5
図
```

6 50歳の女性。自動車運転中にガードレールに衝突し、目撃した通行人が救急要請した。

救急隊到着時観察所見：意識 JCS 1。呼吸数18/分。脈拍96/分、整。血圧120/60mmHg。SpO₂値95％。胸部の痛みを訴えている。胸郭運動の異常を認める。

傷病者の搬送先として、高次救急医療機関を選定する根拠となる情報はどれか。1つ選べ。

1．年　齢
2．胸部痛
3．SpO₂値
4．胸郭運動
5．意識レベル

7 68歳の女性。発熱と全身倦怠感を自覚し、嘔吐したため、救急要請した。

　救急隊到着時観察所見：意識清明。呼吸数18/分。脈拍80/分、整。血圧110/70mmHg。SpO$_2$値78％。

　悪心は治まっており、熱感と倦怠感以外には自覚症状はない。

　寒冷期で手指は冷たく、マスクを装着している。

　直ちに行うべき対応はどれか。1つ選べ。

1．酸素投与
2．体温測定
3．既往歴聴取
4．海外渡航歴の聴取
5．耳朶でSpO$_2$再測定

[解答・解説]

　身体所見を判断する設問。発熱，全身倦怠感，悪心・嘔吐では消化管疾患，食中毒，感染症などを疑う。SpO$_2$値は緊急度・重症度判断で重症以上の所見である。しかし，呼吸困難や頻呼吸・徐呼吸はなく，呼吸様式の異常もない。寒冷期で手指が冷たいことから，末梢循環不全による測定不良を疑う。比較的よく血流が保たれる耳朶（耳たぶ）でのSpO$_2$値測定を考慮する（選択肢5）。酸素投与は誤りとはいえないが，傷病者の身体所見は安定しており直ちに必要な処置ではない（選択肢1）。既往歴や内服の有無，渡航歴を含む情報収集は病態理解に有益であるが，SpO$_2$値の異常に対する処置を優先する（選択肢3，4）。体温測定も病態理解に有益であるが，SpO$_2$値の異常に対する処置を優先する（選択肢2）。〔テキスト第10版 p. 333：表Ⅲ-2-18〕**5**

8 72歳の男性。安静時に急激に前胸部痛が生じ、痛みが治まらないため救急要請した。

　救急隊到着時観察所見：意識は清明であり、前胸部に強い痛みを訴える。顔面は蒼白であり、冷汗を認める。直ちにモニター心電図を装着した。

　本疾患において典型的な心電図モニター波形（別冊 No. **6**）はどれか。1つ選べ。

1．A
2．B
3．C
4．D
5．E

```
別　冊
No. 6
心電図モニター波形
```

　胸痛を訴える傷病者の心電図異常を判断する設問。突然の持続する胸痛は緊急度・重症度が高い場合が多い。傷病者は顔面蒼白で冷汗があるため，ショックを伴う胸痛として急性冠症候群を疑う。心電図でST-T異常を確認する。心電図Bは急性心筋梗塞の典型的なST-T上昇を認める（選択肢2）。Aは深いS波の右脚ブロック＋1度房室ブロック（選択肢1），CはSTの盆状低下とT波平坦化，U波出現を伴う低カリウム血症（選択肢3），Dは労作性狭心症で生じる下向きST-T低下（選択肢4），EはRSパターンの左脚前枝ブロック（選択肢5）。〔テキスト第10版 p. 524：表Ⅲ-4-32, p. 580：図Ⅲ-5-27・28, p. 581：図Ⅲ-5-30〕**2**

9 88歳の男性。高齢者養護施設に入所中であったが、意識がないことに施設職員が気付き、救急要請した。

　救急隊到着時観察所見：意識 JCS300。呼吸数8/分。脈拍90/分、不整。血圧160/100mmHg。SpO$_2$値82％。バッグ・バルブ・マスクを用いて補助換気を開始したが、気道確保が困難であった。

　この傷病者に使用可能な器具はどれか。1つ選べ。

1．アイジェル®
2．気管内チューブ
3．ラリンゲアルマスク
4．ラリンゲルチューブ®
5．経口（口咽頭）エアウエイ

10 40歳の男性。気管支喘息で数年来治療を続けていたが、数週前に断薬。本日、呼吸困難を来したため家族が救急要請した。

　救急隊到着時観察所見：意識清明。呼吸数28/分。SpO$_2$値90％。両側の胸部全体に喘鳴を聴取する。

　この傷病者に認められる典型的な所見はどれか。1つ選べ。

1．呼気時に肋間が陥凹する。
2．吸気時に腹筋群が収縮する。
3．呼気時に胸鎖乳突筋が収縮する。
4．周期的に約10秒の無呼吸がある。
5．口をすぼめて少しずつ息を吐いている。

11 8歳の男児。発熱と喉の痛みとで病院を受診させようとしていたところ、呼吸困難となり意識消失したため、母親が救急要請した。

　　救急隊到着時観察所見：意識 JCS300。呼吸を感じない。大腿動脈をかろうじて触知する。脈拍70/分。直ちに胸骨圧迫を開始した。2分後、脈を触知しなくなり心電図では PEA であったため、指示要請しアドレナリン1mg を投与し、15対2で胸骨圧迫と人工呼吸とを行った。その後心室細動となったため、成人用パッドを用いて除細動を実施した。

　　上記の手順で**誤っている**のはどれか。1つ選べ。

　　1．直ちに胸骨圧迫開始
　　2．大腿動脈での脈拍触知
　　3．アドレナリン1mg投与
　　4．成人用パッドを用いて除細動
　　5．胸骨圧迫と人工呼吸比15対2

12 80歳の男性。心停止状態で救急要請された。

　　救急隊到着時観察所見：初期リズムが心静止であった。用手的に気道を確保し、胸骨圧迫に同期してバッグマスク換気を行い、胸郭の上がりは確認できている。胸骨圧迫開始2分後の心電図モニター波形（別冊 No. 7）を示す。

　　傷病者に対して次に実施するべき最も適切な対応はどれか。1つ選べ。

　　1．除細動
　　2．気管挿管
　　3．頸動脈の触知
　　4．静脈路の確保
　　5．胸骨圧迫の再開

```
　別　冊
　No. 7
心電図モニター波形
```

[解答・解説]
　8歳小児に対する救急救命処置を判断する設問。傷病者は自発呼吸を認めないが、大腿動脈の拍動を触知する。1歳未満の乳児は上腕動脈、1歳以上の小児は頸動脈または大腿動脈で脈の触知を行う（選択肢2）。小児では、脈拍数が60/分未満の場合はまず気道確保および人工呼吸を行う（選択肢1）。それでも脈拍数が60/分未満で、かつ循環不全の症候を認める場合は、脈を触知する場合であっても胸骨圧迫を開始する。小児の胸骨圧迫・人工呼吸は30：2（1人）または15：2（2人）で行う（選択肢5）。小学校（6歳）以上の小児の除細動は成人用パッドで行う（選択肢4）。8歳以上にはアドレナリン投与（1mg）の適応がある（選択肢3）。〔テキスト第10版 p. 377, p. 381, p. 425-426〕　　　　　　　　　1

　心肺停止傷病者に対する救急救命処置を判断する設問。傷病者は呼びかけに反応せず、自発呼吸を認めず、頸動脈の拍動を触知しない。直ちに胸骨圧迫および人工呼吸を開始する。胸骨圧迫中に除細動パッドを装着した際の心電図波形は心静止であった。一方、2分5サイクル後の心電図では P 波を伴う幅広の QRS 波形を認める。直ちに頸動脈の触知を行い（選択肢3）、拍動を触知する場合は意識状態および自発呼吸の有無を確認する。拍動を触知しない場合は PEA と判断して胸骨圧迫を再開する（選択肢5）。PEA では、上気道デバイス挿入、気管挿管、アドレナリン投与の適応がある（選択肢2,4）。VF または脈なし VT には除細動の適応がある（選択肢1）。〔テキスト第10版 p. 420-424〕　　　　3

13 70歳の男性。急に様子がおかしくなったと妻が救急要請した。

救急隊到着時観察所見：意識 JCS 3。呼吸数16/分。脈拍72/分、不整。血圧130/70mmHg。SpO₂値98％。右口角が下がっており、右上下肢を動かさない。

搬送先医療機関で血栓溶解療法を行うことになった。

救急隊が医療機関に伝える内服薬の情報として最も大切なのはどれか。

1つ選べ。

1．降圧薬
2．抗凝固薬
3．経口糖尿病薬
4．気管支拡張薬
5．抗てんかん薬

[解答・解説]

意識障害傷病者の病態を判断する設問。突然の意識障害では一次性脳病変を疑う。緊急度・重症度判断は中等症以下である。顔面を含む右片麻痺を認めるため脳卒中を疑う。脳卒中の血栓溶解療法は発症から4.5時間以内が適応となるため、発症時刻を必ず確認する。傷病者には不整脈があるため心原性脳塞栓を考慮する。心原性脳塞栓は脳出血を合併することが多く、脳出血を生じると意識状態が急激に悪化する。抗凝固薬内服の有無を確認する（選択肢2）。アテローム血栓性脳梗塞では喫煙、糖尿病、高脂血症、高血圧、肥満、動脈硬化が発症の危険因子であるため、これら病歴と内服の有無を確認する（選択肢1，3）。そのほかの病歴に関しても情報収集を行う（選択肢4，5）。〔テキスト第10版 p. 471, p. 488-489, p. 505：表Ⅲ-4-17, p. 548-549〕　**2**

14 50歳の男性。歩行中に後ろから普通乗用車に追突され、近くにいた人が救急要請した。腹部および腰部から大腿部にかけての痛みを訴えている。

救急隊到着時観察所見：意識 JCS 1。呼吸数24/分。脈拍128/分、整。血圧78/40mmHg。SpO₂値94％。

この傷病者の出血量は循環血液量のどのくらいと推定されるか。1つ選べ。

1．15％以下
2．15～30％
3．30～40％
4．40～50％
5．50％以上

外傷傷病者の病態を判断する設問。状況評価では高リスク受傷機転と判断する。用手的頸椎保護を行いながら15秒以内で初期評価を行う。準備ができたら速やかに10L/分以上の高流量酸素投与を行う。脈拍数と血圧は緊急度・重症度判断で重症以上の所見なので、ロードアンドゴーを宣言する。ショック症候および腹部～大腿部の痛みから、循環血液量減少性（出血性）ショックを疑う。頻脈（120/分以上）および収縮期・拡張期血圧が低下していることから、出血量は循環血液量の30～40％である（選択肢3）。ショック指数（心拍数÷収縮期血圧）は1.6であり、出血量はおよそ1.5～2Lと推測できる。〔テキスト第10版 p. 330：図Ⅲ-2-17, p. 465：表Ⅲ-3-6, p. 748：図Ⅲ-6-46〕　**3**

15 80歳の女性。慢性心不全のため通院中である。3か月前から坂道を上るとき息が切れるようになり、1か月前から両足にむくみが出現した。本日23時より呼吸困難で我慢できなくなり、家族が救急要請した。

　救急隊到着時観察所見：意識清明だが身の置き場のない様子で不穏状態。呼吸数30/分。脈拍120/分、整。血圧136/90mmHg。体温37.5℃。SpO$_2$値92％。頸静脈怒張を認める。胸部聴診上ラ音を聴取する。

　この傷病者に認められる所見のうち心拍出量低下によるものはどれか。

　1つ選べ。

　1．不　穏

　2．頸静脈怒張

　3．胸部のラ音

　4．両足のむくみ

　5．坂道での息切れ

16 75歳の女性。胸から背中への痛みを訴えているため、家族が救急要請した。

　救急隊到着時観察所見：意識 JCS200。呼吸数24/分。脈拍120/分、整。右橈骨動脈を弱く触知し、左上肢で測定した血圧は180/120mmHg。SpO$_2$値97％。家族の話によれば「嘔吐後、呼びかけに応答しなくなった」という。

　意識障害を引き起こす機序として考えられる病態はどれか。

　1つ選べ。

　1．窒　息

　2．脳血流障害

　3．頭蓋内圧亢進

　4．出血性ショック

　5．心原性ショック

[解答・解説]

　慢性心不全（両心不全）が増悪した傷病者の病態を判断する設問。左心不全による左房および肺循環のうっ血によって、呼吸困難や息切れ（選択肢5）、頻呼吸、起坐呼吸、SpO$_2$値低下などを生じる。聴診では水泡音を聴取する（選択肢3）。右心不全による右房および静脈のうっ血によって頸静脈怒張（選択肢2）や下腿浮腫（選択肢4）、肝腫大などを生じる。一方、心拍出量が低下すると後負荷が増大して顔面蒼白、四肢冷感、発汗過多などのショック症候を生じるほか、重要臓器への血液灌流が低下するため、意識障害や不穏（選択肢1）、記銘力低下などの中枢神経障害や、腎機能障害（乏尿）などを生じる。〔テキスト第10版 p.460-461：表Ⅲ-3-3〕　　　　　**1**

　胸痛の病態を判断する設問。突然の、持続する胸・背部痛は急性冠症候群や急性大動脈解離を疑う。意識状態および脈拍数は緊急度・重症度判断で重症以上の所見である。左右上肢の血圧差（右＜左）からスタンフォードA型急性大動脈解離を疑う。スタンフォードA型は心タンポナーデや急性心筋梗塞、大動脈弁閉鎖不全症、血胸などの重篤な続発症が多く、医療機関到着前に死亡する可能性が高い。腕頭動脈や左総頸動脈が閉塞すれば脳卒中を生じる。傷病者の意識障害の原因は脳梗塞であろう（選択肢2）。異常肢位（除皮質硬直または除脳硬直）や瞳孔不同、クッシング徴候はない（選択肢3）。顔面蒼白や四肢冷感、発汗過多などのショック症候はない（選択肢4，5）。SpO$_2$値は正常である（選択肢1）。〔テキスト第10版 p.522-524, p.582-583〕　　　　　**2**

17　55歳の男性。様子がおかしいので家族が救急要請した。

　救急隊到着時観察所見：意識 JCS300。喘ぎ呼吸。脈触知せず。心電図モニター波形を図（別冊 No. 8）に示す。心肺蘇生開始2分後に心拍は再開した。バッグ・バルブ・マスクによる換気では送気は不良であった。心肺蘇生開始6分後、意識JCS300。心拍数132/分。血圧236/136mmHg。SpO_2値94％。PETCO_2値80mmHg。

　心肺停止の原因と考えられるのはどれか。1つ選べ。

1．低酸素血症
2．肺血栓塞栓症
3．循環血液量減少
4．高カリウム血症
5．心タンポナーデ

```
別　冊
No. 8
心電図モニター波形
```

18　36歳の女性。7月某日、下肢が痙攣しているとのことで友人が救急要請した。

　救急隊到着時観察所見：意識清明。呼吸数20/分。脈拍120/分、整。血圧130/80mmHg。体温37.5℃。SpO_2値97％。ジョギング中に右下肢が突っ張って動かせなくなったと訴える。発症時から意識は清明。

　疑われる原因はどれか。1つ選べ。

1．熱中症
2．脳梗塞
3．小脳出血
4．転換性障害
5．くも膜下出血

19　55歳の男性。自宅倉庫内で倒れていたため家族が救急要請した。

　救急隊到着時観察所見：右側臥位で倒れている。意識JCS100。呼吸数24/分。脈拍50/分、整。血圧90/58mmHg。体温36.5℃。SpO$_2$値92%。口角より流涎を認め、大量に発汗している。眼球所見を図（別冊 No. 9）に示す。自殺を示唆する遺書が発見された。

　原因として可能性の高い中毒物質はどれか。1つ選べ。

1．シアン
2．硫化水素
3．一酸化炭素
4．メタノール
5．有機リン系殺虫剤

```
別　冊
No. 9
図
```

20 22歳の男性。オートバイ運転中に転倒し、目撃者が救急要請した。

　救急隊到着時観察所見：意識清明。呼吸数20/分。脈拍120/分、整。血圧120/80mmHg。体温36.5℃。SpO₂値97％。転倒時、右肩から地面に落ち右上肢が過伸展されたという。右上肢は全く力が入らず、強いしびれと痛みとを訴える。

　眼所見を図（別冊 No. 10）に示す。損傷部位はどこか。1つ選べ。

　　1．左大脳
　　2．左小脳
　　3．延髄右側
　　4．頸髄右側
　　5．右腕神経叢

```
┌─────────────────┐
│    別　冊       │
│   No. 10        │
│     図          │
└─────────────────┘
```

[解答・解説]
　外傷傷病者の病態を判断する設問。状況評価では高リスク受傷機転と判断する。緊急度・重症度判断では脈拍数は重症以上の所見である。身体所見では右上肢の単麻痺を認める。単麻痺の原因は外傷性末梢運動神経損傷が多い。また，頸椎椎体の側面を交感神経が上行しているため，外傷による腕神経叢損傷では患側顔面に交感神経麻痺を生じる場合がある。交感神経麻痺による片側顔面の縮瞳と眼瞼下垂をホルネル症候群という。患側顔面は紅潮して温かく，発汗が停止する。傷病者は右腕神経叢引き抜き損傷と右ホルネル症候群を生じている（選択肢5）。テント上の外傷では片麻痺を生じる（選択肢1）。失調はない（選択肢2）。片側の延髄損傷では交叉性片麻痺を生じる（選択肢3）。片側の頸髄損傷ではブラウン・セカール症候群を生じる（選択肢4）。〔テキスト第10版 p. 505, p. 698, p. 731：図Ⅲ-6 -34〕
5

21 84歳の男性。COPD〈慢性閉塞性肺疾患〉で治療中であった。呼吸困難を訴えて救急要請した。

救急隊到着時観察所見：意識 JCS10。呼吸数32/分。脈拍110/分、整。血圧140/80mmHg。体温38.0℃。SpO$_2$値82%。顔色不良。酸素マスク10L/分投与し搬送開始したところ、意識レベルが JCS100に低下した。呼吸数8/分。脈拍100/分、整。血圧160/80mmHg。SpO$_2$値93%。瞳孔不同なし。髄膜刺激症状なし。

症状が悪化した原因として、もっとも考えられる病態はどれか。1つ選べ。

1. 脳出血
2. 髄膜脳炎
3. 低酸素血症
4. 心血管性失神
5. CO$_2$ナルコーシス

22　67歳の男性。「血を吐いている」と家族が救急要請した。

　救急隊到着時観察所見：意識 JCS10。呼吸数30/分。脈拍120/分、整。血圧150/90mmHg。体温36.5℃。SpO$_2$値85％。咳嗽時に泡を交えた鮮紅色の血液喀出が持続している。リザーバ付きフェイスマスクで10L/分の酸素を投与し、口腔内を吸引すると SpO$_2$値は98％に変化した。5km 先に高次救急医療機関があるが、右肺癌で通院している30km 先の呼吸器専門病院への搬送を希望している。

　この傷病者への対応で適切なのはどれか。1つ選べ。

1．強い咳嗽を促す。
2．左側臥位をとらせる。
3．N95マスクを装着させる。
4．高次救急医療機関に搬送する。
5．バッグ・バルブ・マスク換気に切りかえる。

23　75歳の男性。夕食後、自宅でテレビをみているときに突然の前胸部痛が出現したため、妻が救急要請した。

救急隊到着時観察所見：意識清明。呼吸数12/分。脈拍56/分、整。血圧96/62mmHg。体温35.6℃。SpO₂値94%。顔面蒼白で、冷汗を認める。かかりつけ医で高血圧症と糖尿病を指摘されていたがそのままにしていた。12誘導心電図（別冊 No. 11）を別に示す。

この傷病者の疾患として考えられるのはどれか。**2つ選べ。**

1．自然気胸
2．帯状疱疹
3．急性冠症候群
4．胸部大動脈解離
5．特発性食道破裂

```
別　冊
No. 11
12誘導心電図
```

[解答・解説]
胸痛の病態を判断する設問。突然の，持続する胸痛は急性冠症候群や急性大動脈解離を疑う。ショック症候（顔面蒼白および冷汗）は緊急度・重症度判断で重症以上の所見である。高血圧と糖尿病があること，心電図でⅡ，Ⅲ，aVFにST-T上昇を認めることから，下壁心筋梗塞と判断する（選択肢3）。右冠動脈は刺激伝導系を灌流するため，下壁心筋梗塞では房室ブロックや徐脈を生じることがある。スタンフォードA型の急性大動脈解離でも，心タンポナーデや急性心筋梗塞，大動脈弁閉鎖不全症，血胸などの重篤な続発症を生じる（選択肢4）。自然気胸や帯状疱疹，特発性食道破裂はST-Tの上昇を生じない（選択肢1，2，5）。〔テキスト第10版 p.524 ： 表Ⅲ-4-32, p.569-570，p.579-580：図Ⅲ-5-28〕　　　3，4

24　70歳の男性。動悸とふらつきがあり、家族が救急要請した。

救急隊到着時観察所見：意識清明。呼吸数24/分。脈拍160/分。血圧86/62mmHg。SpO₂値96%。心電図モニター波形（別冊 No. 12）を別に示す。

この傷病者に直ちに行うべき対応はどれか。1つ選べ。

1．病歴を聴取する。
2．酸素投与を始める。
3．静脈路を確保する。
4．除細動パッドを貼る。
5．12誘導心電図を確認する。

```
別　冊
No. 12
心電図モニター波形
```

動悸の病態を判断する設問。動悸では，不整脈や心因性，薬剤などを念頭に置く。血圧は緊急度・重症度判断で重症以上の所見である。心電図では心拍数160/分，QRS幅が広い単形性心室頻拍（単形性VT）を認める。脈が触知できなければ除細動の適応となるため，直ちに除細動パッドを装着する（選択肢4）。脈の触知を継続的に確認し，意識状態および心電図を継続的に観察する。酸素投与は必要に応じて行う（選択肢2）。病歴および内服薬などの情報収集を行う（選択肢1）。心原性ショックには静脈路確保の適応がない（選択肢3）。VF/VTでは除細動パッドの装着を優先する（選択肢5）。〔テキスト第10版 p.526-528，p.576-577〕　　　4

25 65歳の男性。朝食後テレビをみていた。夕食の準備に帰宅した妻が様子のおかしいことに気づき救急要請した。

救急隊到着時観察所見：意識清明。呼吸数28/分。脈拍108/分、不整。血圧168/112mmHg。発語が不明瞭で左上肢の筋力低下を認める。

搬送先選定のため聴取すべき情報で重要なのはどれか。1つ選べ。

1．既往歴
2．家族歴
3．発症時刻
4．頭痛の有無
5．痙攣の有無

[解答・解説]
突然の言語理解や会話の混乱は脳卒中を疑う。緊急度・重症度判断は中等症以下である。左不全片麻痺を認めることから，脳卒中を疑う。CPSSなどの脳卒中スケールで評価する場合もある。脳卒中の血栓溶解療法は発症から4.5時間以内が適応となるため，発症時刻を必ず確認する（選択肢3）。傷病者には不整脈があるため心原性脳塞栓を考慮する。心原性脳塞栓は脳出血を合併することが多く，脳出血を生じると意識状態が急激に悪化する。病歴と抗凝固薬を含む内服の有無を確認する（選択肢1）。随伴症候の有無を確認する（選択肢4，5）。家族のプライバシーには配慮が必要である（選択肢2）。
〔テキスト第10版 p. 324，p. 505：表Ⅲ-4-17，p. 548-549〕　　**3**

26 34歳の男性。作業中に崩れた鋼材の下敷きとなっているところを約3時間後に同僚に発見され救急要請された。

救急隊到着時観察所見：意識JCS1。呼吸数28/分。脈拍102/分、整。血圧110/80mmHg。SpO_2値94%。高濃度酸素投与下でSpO_2値98%。頭頸部、胸腹部および腰部に外傷は認められない。両下肢は鋼材に圧迫されており、左大腿部は変形しているが外出血は認めない。現場の状況の写真（別冊 No. **13**）を別に示す。

救出後に出現が予測される観察所見はどれか。1つ選べ。

1．脈圧開大
2．頸静脈怒張
3．SpO_2値低下
4．心室性不整脈
5．収縮期血圧上昇

3時間にわたり重量物の下敷きになっている。クラッシュ（圧挫）症候群を疑う状況である。救出され重量物による圧迫が解除されると，骨格筋の筋細胞から漏出したカリウムが全身の循環に流れ込み，高カリウム血症となる。高カリウム血症は，心室性不整脈の誘因となる。
クラッシュ症候群では全身の循環血液量が減少する。それに伴い，どちらかというと脈圧は低下し，頸静脈は虚脱し，収縮期血圧は低下する。SpO_2には直ちには大きな影響を与えない。
〔テキスト第10版 p. 750-751〕　　**4**

```
別　冊
No. 13
写　真
```

27　3歳の女児。前日より感冒様症状があった。突然、全身性の痙攣を起こしたため、母親が救急要請した。

　　救急隊到着時観察所見：すやすや寝ている。呼吸数24/分。脈拍98/分、整。血圧90/50mmHg。体温38.9℃。SpO$_2$値99％。瞳孔は左右差なく3mmで対光反射正常。声かけで目を開け、声かけに答えている。

　　初発の痙攣発作で、家族に痙攣の既往歴はない。適切な対応はどれか。

　　1つ選べ。

　　1．輸液を開始する。

　　2．酸素投与を行う。

　　3．積極的に冷却する。

　　4．かかりつけ医に搬送する。

　　5．刺激により覚醒を維持する。

[解答・解説]
　感冒様症状があり、発熱した患児に全身性の痙攣が生じている。年齢、熱発の程度、救急隊到着時には痙攣が治まっている点、初発の痙攣である点、痙攣後に声かけに答えている点、瞳孔、対光反射の状況などからすると単純型熱性痙攣と考えてよいであろう。かかりつけ医で十分に対応可能である。

　ショックでもなく輸液の必要はない。SpO$_2$値99％であり、バイタルサインも安定しており酸素投与の必要はない。体温も積極的に冷却しなければいけないほどは高くない。声かけに答えることが確認できており、覚醒を維持する必要もない。

〔テキスト第10版 p. 649-650〕

4

28　12歳の男児。元気に学校から帰ってきた後、急に激しい下腹部痛を訴えはじめた。母親が症状について尋ねるも、はっきりと痛みの場所を答えたがらないので、母親が救急要請した。悪心、嘔吐、および下痢は認めない。

　　救急隊到着時観察所見：意識清明。呼吸数24/分。脈拍110/分。血圧110/62mmHg。体温36.8℃。SpO$_2$値100％。

　　最も疑わしい疾患はどれか。1つ選べ。

　　1．食中毒

　　2．腎結石

　　3．精巣捻転症

　　4．急性虫垂炎

　　5．急性胃腸炎

　思春期の男児が、突然の下腹部痛を訴える場合、精巣捻転症（精索捻転症）を鑑別にあげる必要がある。「はっきりと痛みの場所を答えたがらない」のは、思春期である男児の羞恥心によるものであろう。精巣捻転症では、短時間で精子を造る能力（造精機能）が障害されるため緊急度が高い。

　食中毒、腎結石、急性虫垂炎、急性胃腸炎は、ふつう羞恥心を生じる疾患ではない。食中毒、急性胃腸炎では、悪心、嘔吐、下痢を認めることが多い。

〔テキスト第10版 p. 603〕　**3**

29 82歳の女性。自宅で転倒し、左股関節付近の疼痛があるため、家族が救急要請した。

救急隊到着時観察所見：意識清明。呼吸数25/分。脈拍100/分、整。血圧140/88mmHg。体温35.8℃。左股関節付近の疼痛を訴え、歩行障害を認める。傷病者は「財布を姑<ruby>姑<rt>しゅうとめ</rt></ruby>が盗んだ」と話している。同居の家族の話では認知症で、日頃から食事は十分に食べて、デイサービスを利用しているという。

この傷病者の会話内容は認知症のBPSD〈周辺症状〉のどれに該当するか。

1つ選べ。

1．不　安
2．妄　想
3．暴　言
4．抑うつ
5．アパシー

30 28歳の女性。妊娠38週。羊水過多症のため、産科診療所の医師が周産期母子医療センターへの搬送を要請した。

救急隊到着時観察所見：意識清明。呼吸数20/分。脈拍96/分、整。血圧98/56mmHg。SpO$_2$値99％。救急車に収容するためにストレッチャーに仰向けに寝かせたところ、3分ほどして悪心を訴えた。血圧を再測定したところ、70/52mmHgである。

どの体位への変換が必要か。1つ選べ。

1．腹臥位
2．半坐位
3．起坐位
4．右側臥位
5．左側臥位

[解答・解説]

「財布を姑が盗んだ」と話している会話内容は、認知症のBPSDの「妄想」に該当する。記憶障害によって自分が置いた物を忘れてしまい、それに人間関係に伴う感情が加わり、「盗まれた」という妄想が生じる。

アパシーとは、以前からもっていた趣味、家事など日常の活動、身の回りのことなどに興味を示さなくなり、意欲が喪失し、かかわりあいを避け、発動性が低下することをいう。

〔テキスト第10版 p. 663〕　**2**

妊娠後期の妊婦を仰向けにして寝かせたところ血圧が低下している。羊水過多もあり増大した子宮が下大静脈を圧迫して心臓への血液の還流を障害して低血圧を引き起こしたと考えられる。仰臥位低血圧症候群である。悪心は、血圧低下によって誘発されたのであろう。これを防ぐために妊娠後期の妊婦は左側臥位、または枕や毛布などを使って右側を高くする体位をとるのがよい。〔テキスト第10版 p. 673〕　**5**

31 68歳の男性。植木の手入れ中に突然、右下肢に強い疼痛が出現したため救急要請した。

救急隊到着時観察所見：意識清明。呼吸数20/分。脈拍108/分、不整。血圧は右上肢164/100mmHg。左上肢160/102mmHg。SpO₂値99％（酸素5L/分）。右下肢は冷たく、右膝窩動脈の触知不良。左膝窩動脈の触知は良好。病院到着時の心電図モニター波形（別冊 No.14）を示す。

この傷病者の右下肢に認められる兆候はどれか。1つ選べ。

1．爪の変形
2．皮膚潰瘍
3．運動麻痺
4．間欠性跛行
5．膝蓋腱反射亢進

別　冊
No. 14
心電図モニター波形

32　30歳の男性。暴漢にナイフで複数か所刺された。かけつけた警察官が救急要請した。

救急隊到着時観察所見：意識 JCS 2 - R。呼吸数32/分。脈拍120/分、整。血圧102/64mmHg。四肢末梢に冷感湿潤を認める。ナイフは、右上腹部に刺さっており、前胸部を中心に数か所刺創を認める。

適切な対応はどれか。1つ選べ。

1．ナイフは抜去する。
2．全身観察後現場で詳細観察を実施する。
3．吸い込み創には三辺テーピングを行う。
4．バッグ・バルブ・マスクにより換気する。
5．予測搬送時間にかかわらず静脈路確保及び輸液の指示要請する。

［解答・解説］

　ナイフによる胸腹部の刺創によって頻脈，血圧の低下，四肢の冷感湿潤を認める。ショック状態である。胸部の刺創が吸い込み創となっているのであれば，それは開放性気胸を意味する。三辺テーピングの適応がある。

　ナイフが刺さったままになっている場合，それを抜くと体内で大出血をきたす場合がある。抜かずに固定して搬送するのが原則である。ショック状態であり，現場を早期離脱し医療機関への早期搬送に努める。詳細観察は車内に収容し搬送中に実施する。気胸の可能性があり，バッグ・バルブ・マスク換気を安易に行うと緊張性気胸の要因となる。医療機関にすぐに到着できるなら現場や搬送中に静脈路確保をあえて実施しなくてよい。

〔テキスト第10版 p. 404, p. 695〕　　**3**

33　50歳の男性。信号機のない横断歩道を渡っていて、4トントラックにはねられて受傷し救急要請された。

救急隊到着時観察所見：意識 JCS300。呼吸数6/分。脈拍46/分。血圧196/118mmHg。体温36.9℃。SpO$_2$値98％（高濃度酸素投与中）。気管偏位はなく、後頭部に皮下血腫を認め、顔面左眉毛外側に活動性出血を認める。四肢の変形は認められない。

この傷病者への対応について適切なのはどれか。**2つ選べ**。

1．補助換気を行う。
2．緊張性気胸を疑う。
3．全身固定を実施する。
4．ダブルリングサインを確認する。
5．血圧高値は疼痛のためと判断する。

34　74歳の男性。自宅で転倒して前頭部を打撲し、起き上がれないとのことで家族が救急要請した。

自宅近くの整形外科医院に頸椎の病気で通院中であるが、病名は覚えていない。

救急隊到着時観察所見：意識清明。呼吸数20/分。脈拍80/分、整。血圧148/78mmHg。体温36.5℃。SpO$_2$値96％。両上肢のしびれと動かしにくさとを訴える。下肢にも同様の症状はあるが、上肢に比べて軽い。

最も考えられる損傷はどれか。1つ選べ。

1．急性硬膜外血腫
2．慢性硬膜下血腫
3．びまん性脳損傷
4．頸椎脱臼骨折
5．中心性頸髄損傷

35 30歳の男性。競技用自転車で走行中転倒した際に縁石に胸部を強打したため通行人が救急要請した。

　救急隊到着時観察所見：呼びかけに反応するが頻呼吸、頻脈を認める。呼気時に右胸郭が膨隆し、右呼吸音は減弱している。皮下気腫は認められない。

　救急隊の行う処置として最初に行うべきものはどれか。1つ選べ。

　　1．保　温
　　2．胸郭固定
　　3．血圧測定
　　4．高濃度酸素投与
　　5．パルスオキシメータ装着

36 70歳の男性。横断歩道を歩行中、ワゴン車と衝突したため通行人が救急要請した。

　救急隊到着時観察所見：意識JCS 1。呼吸数24/分。浅表性。脈拍120/分。血圧94/40mmHg。SpO₂値90％。顔面蒼白で発汗あり。腰部、臀部および股関節に疼痛あり。下肢長の左右差あり。

　救急隊の行う対応で適切なものはどれか。1つ選べ。

　　1．患部の冷却
　　2．ログロール
　　3．患肢の牽引
　　4．骨盤固定具装着
　　5．骨盤動揺性の詳細確認

37　18歳の女子。オートバイの後部座席に乗車中、車と衝突して受傷し右下腿を強く打撲し、目撃した通行人が救急要請した。

　　救急隊到着時観察所見：意識清明。呼吸数20/分。脈拍80/分、整。血圧128/48mmHg。体温36.8℃。SpO$_2$値96％。膝関節の自動運動は可、足関節と母趾との底屈自動運動は可能だが、背屈は不可。母趾から足背にかけて感覚鈍麻がある。足背動脈と後脛骨動脈との拍動は触れる。病院到着時の写真（別冊 No. 15）を別に示す。

　　この傷病者で疑うべき病態はどれか。**2つ選べ。**

　　1．開放骨折
　　2．膝関節脱臼
　　3．膝窩動脈閉塞
　　4．腓骨神経麻痺
　　5．デコルマン損傷

```
┌─────────────┐
│　別　　冊　　│
│　No.　15　　│
│　写　　真　　│
└─────────────┘
```

38　54歳の男性。自宅の居間で電気コードで首をつっているのを家族が発見し、救急要請した。

　　救急隊到着時、コードは切られて傷病者は居間に仰臥位で寝かされていた。前頸部から耳介後部へかけての索状痕を認める。呼びかけに反応なし。自発呼吸はあり、頸動脈は触知可能である。

　　まず行うべき対応で適切なのはどれか。1つ選べ。

　　1．胸骨圧迫
　　2．現状の保存
　　3．警察への連絡
　　4．頭部後屈あご先挙上
　　5．バイタルサインの測定

　下腿を強く打撲し、午後別冊No.15写真では、膝部周辺に挫創があり（写真左）、膝下あたりで下腿の変形を認める（写真右）ため、脛骨近位の開放骨折を疑う。足関節の背屈が障害され、母趾から足背にかけて感覚鈍麻がある。腓骨神経麻痺の症状である。

　膝関節の自動運動が可能であり、膝関節脱臼は考えにくい。足背動脈と後脛骨動脈の拍動は触れており膝窩動脈閉塞の可能性は低い。比較的大きな挫創を伴っており、デコルマン損傷があるとはいえない。

〔テキスト第10版 p. 747, p. 751〕　　　　**1，4**

　救急隊到着時、呼びかけには反応しないものの、自発呼吸があり脈拍を触知する。心肺停止ではない。気道確保を行い、バイタルサインを測定し、傷病者の現状を把握する。

　心肺停止ではないため胸骨圧迫は不要である。事件、事故の範疇であり、できるかぎりの現状保存には協力する必要がある。また警察への連絡も求められる。しかし双方とも優先度は高くない。呼びかけに反応しない意識レベルであれば用手的気道確保は必要である。ただし、頸椎骨折や脱臼の可能性があるため頭部後屈あご先挙上法での実施は避けたほうがよい。

〔テキスト第10版 p. 780〕　**5**

39 60歳の男性。サウナ内で倒れているところを発見され、救急要請された。

　　救急隊到着時観察所見：意識 JCS100。呼吸数32/分。脈拍140/分、整。血圧80/30mmHg。体温40.2℃。SpO₂値96％。

　　この傷病者への対応について適切なのはどれか。1つ選べ。

　1．血糖測定を行う。

　2．冷水を飲ませる。

　3．二次救急医療機関に搬送する。

　4．バッグ・バルブ・マスク換気を行う。

　5．静脈路確保及び輸液の指示を要請する。

［解答・解説］

　サウナで倒れているところを発見され，JCS100の意識障害，頻呼吸，頻脈，血圧の低下，体温上昇を認める。体温が上昇しており熱中症に至っていると考えてよいであろう。意識障害の原因ははっきりしないが，例えば脳卒中→意識障害→サウナによる熱中症という流れが考えられるであろう。頻脈，血圧低下がみられ，脱水による循環血液量減少性ショックを疑う状況でもある。静脈路確保と輸液の指示要請をしてもよいであろう。

　糖尿病の既往などがあれば血糖測定も考えてよいが，そういった情報はない。JCS100であり水を飲ませてはいけない。誤嚥する危険が高い。意識状態や循環状態から二次救急医療機関よりも三次救急医療機関への搬送が適切である。頻呼吸を認めるものの酸素飽和度は保たれており，直ちにバッグ・バルブ・マスク換気を要する状況ではない。

〔テキスト第10版 p. 820〕　**5**

40 87歳の男性。脳梗塞で片麻痺の既往がある。冬の朝、トイレで倒れ失禁しているのを家族が発見し救急要請した。

救急隊到着時観察所見：意識 JCS200。呼吸数8/分。脈拍36/分、整。血圧62/32mmHg。SpO₂値測定不能。四肢と体幹部との皮膚は冷たい。心電図モニター波形（別冊 No. **16**）を示す。

傷病者への処置で適切なのはどれか。1つ選べ。

1．経口エアウエイの挿入
2．失禁で濡れた衣服の脱衣
3．電気毛布での積極的加温
4．直近の初期救急医療機関への搬送
5．頭部高位（セミファウラー位）での搬送

別　冊

No. 16

心電図モニター波形

脳梗塞の既往のある高齢者が、冬、トイレで倒れているところを発見された。徐呼吸、徐脈、低血圧を認め、四肢末梢のみならず体幹も冷たくなっている。心電図モニター波形では、J波（オズボーン波）を認め、偶発性低体温症を疑う状況である。さらなる低体温の進行を避けるため濡れた衣服は取り除く。

偶発性低体温症では、心臓の易刺激性が高く心室性不整脈を生じる場合があるため、余計な刺激を与えないようにする。経口エアウエイの挿入は避けたほうがよい。電気毛布での積極的加温は、搬送中の循環虚脱を招くおそれがあるため避ける。意識、呼吸、循環のいずれにも異常を生じており、初期救急医療機関では対応できない。循環状態が悪く、頭部高位での搬送は適切ではない。

〔テキスト第 10 版 p. 822-823〕

2

午　　前

別　　　　冊

No. **1** 図　　　　（A　問題10）

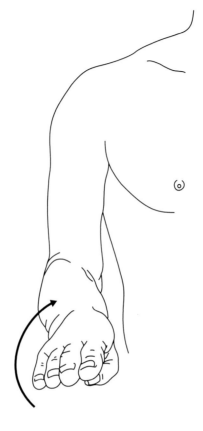

No. 2　図　　（A　問題28）

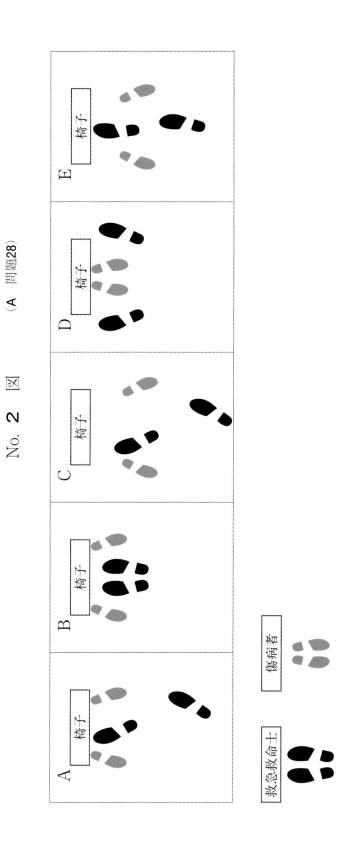

No. **3**　図　　　　（**A**　問題33）

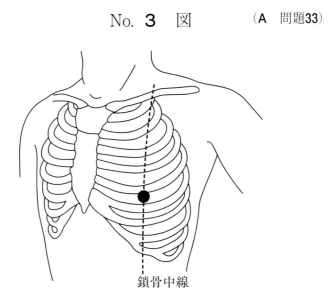

鎖骨中線

No. **4** グラフ　　（A 問題76）

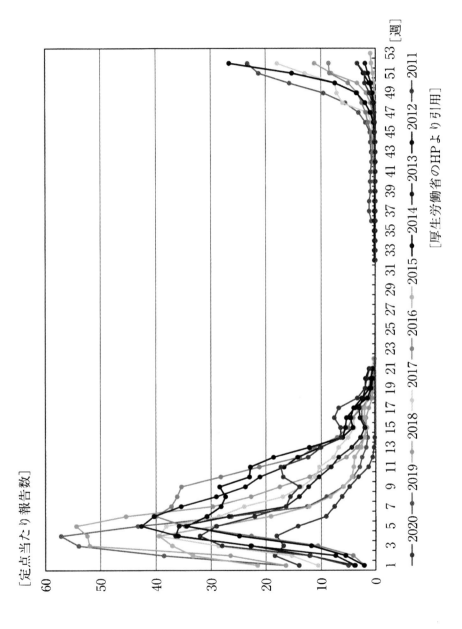

[定点当たり報告数]

[厚生労働省のHPより引用]

No. 5 図 （A 問題86）

基礎体温表

No. **6** 図 （**A** 問題105）

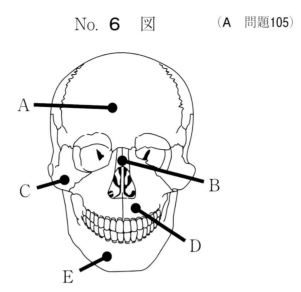

No. 7　図　　（A　問題119）

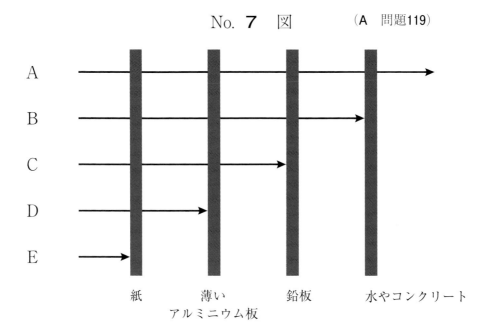

44

午　　後

別　　　冊

No. 1 モニター波形 （B 問題13）

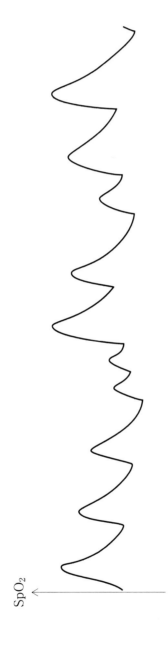

SpO₂

No. 2　心電図モニター波形　　　（C　問題 3）

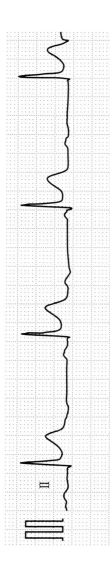

No. 3　心電図モニター波形　　（C　問題6）

No. 4 左下肢の皮膚初見 （C 問題7）

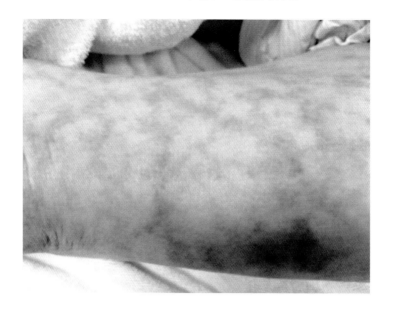

No. 5 図 （D 問題5）

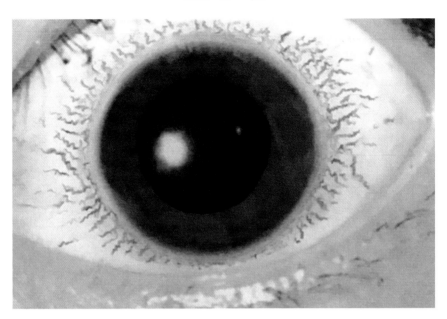

No. 6 心電図モニター波形 （D 問題 8）

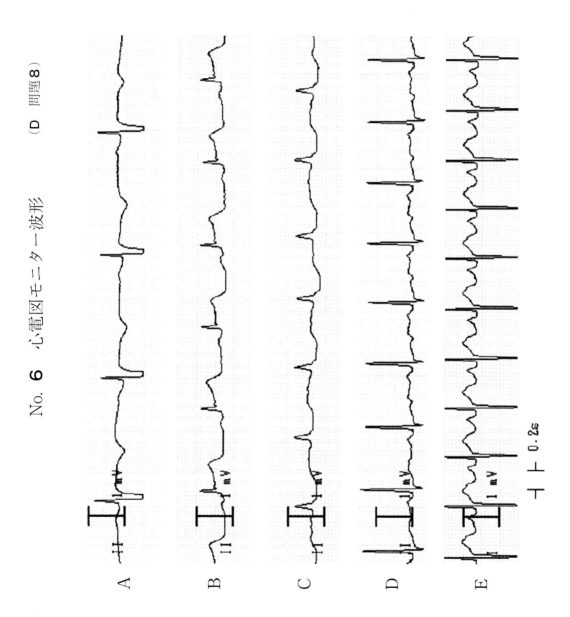

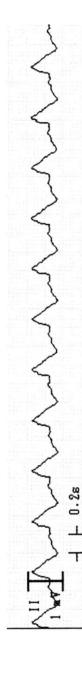

No. 7　心電図モニター波形　　（D　問題12）

No. 8　心電図モニター波形　　　（D　問題17）

No. 9 図　　　（D　問題19）

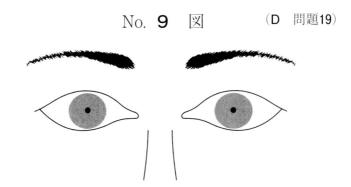

No. **10**　図　　　　（D　問題20）

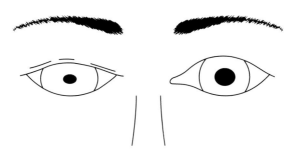

No. 11　12誘導心電図　　（D　問題23）

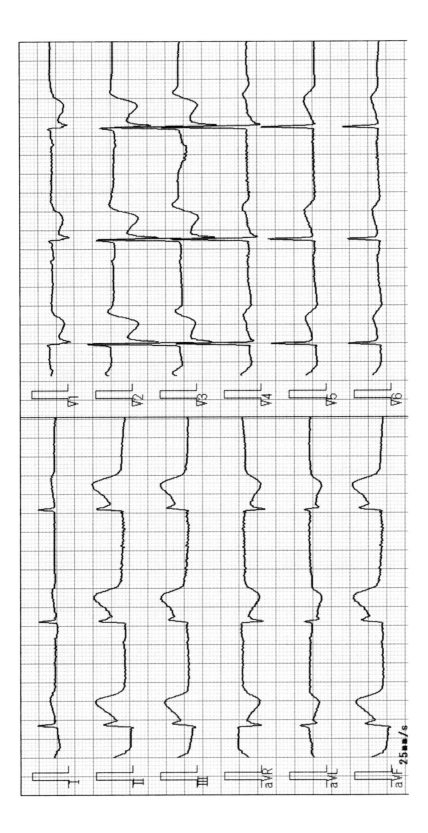

No. **12** 心電図モニター波形　　（D　問題**24**）

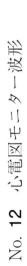
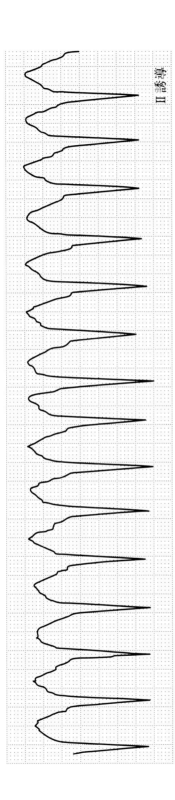

II誘導

No. 13 写真　　　（D　問題26）

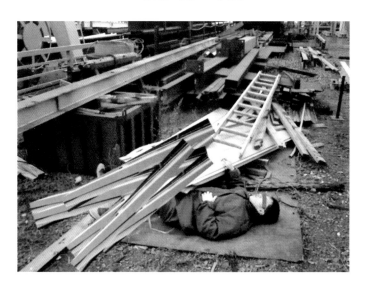

No. 14 心電図モニター波形 （D 問題31）

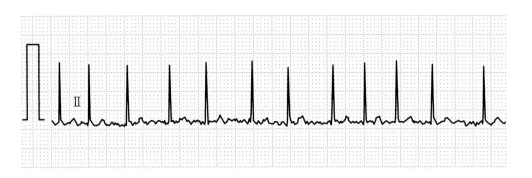

No. 15　写真　　　　（D　問題37）

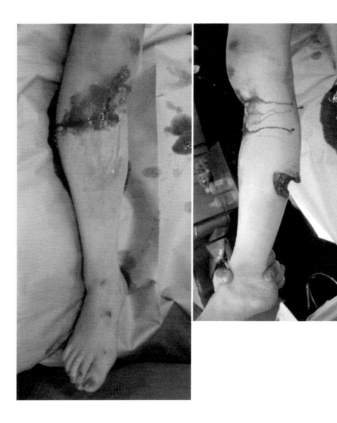

No. 16 心電図モニター波形 （D 問題40）

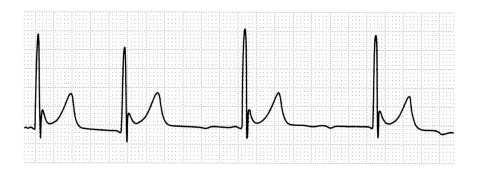

第44回　救急救命士国家試験問題　解答・解説集

定価（本体価格1,600円＋税）

2021年 5 月28日　　　　第 1 版第 1 刷発行
2021年11月11日　　　　第 1 版第 2 刷発行

監　修　　山本　保博
発行者　　佐藤　　枢
発行所　　株式会社 へるす出版
　　　　　〒164-0001　東京都中野区中野2-2-3
　　　　　☎ （03）3384-8035 〈販売〉
　　　　　　 （03）3384-8155 〈編集〉
　　　　　振替 00180-7-175971
　　　　　http://www.herusu-shuppan.co.jp
印刷所　　広研印刷株式会社

Ⓒ Yasuhiro YAMAMOTO, 2021. Printed in Japan　　〈検印省略〉
落丁本，乱丁本はお取り替えいたします。
ISBN978-4-86719-019-7

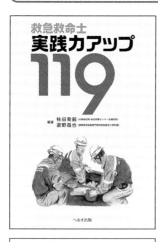
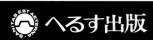